Psychosen

Fortschritte der Psychotherapie
Band 67

Psychosen

Prof. Dr. Tania Lincoln, Dr. Eva Heibach

Herausgeber der Reihe:

Prof. Dr. Kurt Hahlweg, Prof. Dr. Martin Hautzinger,
Prof. Dr. Jürgen Margraf, Prof. Dr. Winfried Rief

Begründer der Reihe:

Dietmar Schultc, Klaus Grawc, Kurt Hahlweg, Dieter Vaitl

Tania Lincoln
Eva Heibach

Psychosen

hogrefe

Prof. Dr. rer. nat. Tania Lincoln, geb. 1972. 1992–1999 Studium der Psychologie in Marburg. 2000–2003 Promotionsstipendiatin in der Christoph-Dornier-Stiftung für Klinische Psychologie. 2003 Promotion. 2005 Approbation zur Psychologischen Psychotherapeutin (Verhaltenstherapie) in Münster. 2003–2005 klinische und wissenschaftliche Tätigkeit in der Klinik für forensische Psychiatrie Haina. 2005–2011 wissenschaftliche Mitarbeiterin an der Philipps-Universität-Marburg. 2008 Habilitation. Seit 2011 Inhaberin der Professur für Klinische Psychologie und Psychotherapie an der Universität Hamburg. Forschungsschwerpunkte: Grundlagen- und Therapieforschung bei psychotischen Störungen.

Dr. rer. nat. Eva Heibach, geb. 1981. 2001–2007 Studium der Psychologie in Bremen und Marburg. 2008–2010 Promotionsstipendiatin an der Universität Marburg. 2012 Approbation zur Psychologischen Psychotherapeutin (Verhaltenstherapie). 2010–2014 Tätigkeit in der Klinik für Psychiatrie und Psychotherapie des Christlichen Krankenhauses Quakenbrück. 2011–2012 Dozentin an der Universität Hamburg. 2014 Promotion. Seit 2014 niedergelassen in eigener Praxis in Niedersachsen mit einem Behandlungsschwerpunkt für Patienten mit Psychosen. Seit 2011 Dozentin in verschiedenen Ausbildungsinstituten.

Bibliografische Information der Deutschen Nationalbibliothek
Die Deutsche Nationalbibliothek verzeichnet diese Publikation in der Deutschen Nationalbibliografie; detaillierte bibliografische Daten sind im Internet über http://dnb.dnb.de abrufbar.

Hogrefe Verlag GmbH & Co. KG
Merkelstraße 3
37085 Göttingen
Tel. +49 551 999 50 0
Fax +49 551 999 50 111
verlag@hogrefe.de
www.hogrefe.de

Satz: ARThür Grafik-Design & Kunst, Weimar
Druck: Media Print Informationstechnologie GmbH, Paderborn
Printed in Germany
Auf säurefreiem Papier gedruckt

1. Auflage 2017

(E-Book-ISBN [PDF] 978-3-8409-2749-2; E-Book-ISBN [EPUB] 978-3-8444-2749-3)
ISBN 978-3-8017-2749-9
http://doi.org/10.1026/02749-000

Inhaltsverzeichnis

Einführung

Beispiele:
„Von mir ist eine große Last abgefallen, als meine Psychologin mir erklärte, dass meine Gedanken und Empfindungen nur eine extreme Steigerung von normalen Phänomenen sind, die sich unter Stress entwickeln", sagt Theesen. Plötzlich habe er sich nicht mehr wie ein Außerirdischer gefühlt. „Ohne die Psychotherapie hätte ich mein Studium niemals durchgehalten", sagt der heute 38-jährige Theesen. Inzwischen ist er Lehrer an einer Oberschule. Der Beruf ist stressig, aber er hat Rückhalt bei seinen Freunden und seiner Familie. Und er sorgt für Ausgleich: Peter Theesen spielt in einer Band, treibt Sport und achtet auf Entspannung. Das hält ihn in Balance – und den Wahn auf Abstand (vgl. Hauschild, 2016).

„Durch die Therapie habe ich erfahren, dass ich meinen Emotionen nicht ausgeliefert bin – für mich eine völlig neue Erkenntnis." … „Letztens war ich im Restaurant, wurde nicht gleich bedient und bekam nach einiger Zeit das Gefühl, dass der Kellner mich nicht in dem Lokal haben will. Früher wäre ich frustriert gegangen oder ich hätte mich aufgeregt und beschwert. Heute kann ich solche Situationen aushalten und weiß, dass der Kellner mich vielleicht einfach noch nicht gesehen hat oder im Stress ist. Mein Leben ist zwar nach wie vor kompliziert, denn ich nehme immer noch Medikamente und beziehe seit einigen Monaten Grundsicherung, weil mir der Job gekündigt wurde. Trotzdem bin ich heute weitaus stabiler als früher und daran hat die Psychotherapie einen maßgeblichen Anteil" (vgl. Hombach, 2016).

Solche Berichte von Patienten[1], die wegen einer psychotischen Störung kognitiv-verhaltenstherapeutische Therapie erhalten haben, machen Mut. Ermutigend ist auch die inzwischen klare Evidenz für kognitiv-verhaltenstherapeutische Behandlungsansätze, die aus der intensiven Forschung der letzten Jahrzehnte hervorgegangen ist. Sowohl Kognitive Verhaltenstherapie (KVT) als auch familientherapeutische Ansätze werden seit 2006 in nationalen Leitlinien empfohlen (Gaebel, Falkai, Weinmann & Wobrock, 2006), in den britischen NICE-Leitlinien sogar bereits seit 2002. Die aktuellen britischen Leitlinien (NCCMH, 2014) empfehlen dabei sogar ausdrücklich, *allen* Patienten mit einer psychotischen Störung eine KVT oder Familientherapie zusätzlich zur Medikation anzubieten. Folgerichtig enthält auch die Psychotherapie-Richtlinie des Gemeinsamen Bundesausschus-

1 Der einfacheren Lesbarkeit halber wurde im gesamten Text die männliche Form (der Patient, der Therapeut) verwendet. Gemeint sind immer Personen beiderlei Geschlechts.

ses in Deutschland inzwischen keine Einschränkung der Indikation für Psychotherapie bei Menschen mit psychotischen Störungen mehr. Während diese bis 2014 noch auf die Behandlung der „Begleit-, Folge- oder Residualsymptomatik psychotischer Erkrankungen“ eingrenzt war, wurde sie nun bei Schizophrenie, schizotypen oder wahnhaften Störungen für uneingeschränkt indiziert erklärt[2].

Trotz dieser durchaus ermutigenden Entwicklungen stellt sich die Frage, ob die Erkenntnis, dass sich auch Symptome wie Wahn und Halluzinationen psychotherapeutisch behandeln lassen, schon in der ambulanten Versorgungspraxis angekommen ist. Uns schildern Patienten immer wieder, dass sie von ambulanten Psychotherapeuten zurückgewiesen werden, weil diese sich eine Psychosebehandlung nicht zutrauen. In einer Umfrage aus fünf Bundesländern (Nübling, Jeschke, Ochs & Schmidt, 2014) bestätigt sich dieses Bild. Nur 38 % der 2.264 befragten niedergelassenen Psychotherapeuten gaben an, grundsätzlich Therapien für Patienten mit psychotischen Störungen anzubieten. Ein systematisches Review von Studien zur ambulanten Versorgung lässt darauf schließen, dass der Anteil an Psychosepatienten allenfalls ein Drittel von dem beträgt, was er anhand der reinen Prävalenzen bei einem fairen Patientenmix sein müsste (Schlier & Lincoln, 2016).

Die Gründe für die Kluft zwischen Forschung und Praxis sind vielfältig. Das Störungsverständnis der Schizophrenie hat sich in den letzten Jahrzehnten stark verändert. Die Therapieausbildung vieler Psychotherapeuten liegt länger zurück, sodass diese in den neueren evidenzbasierten verhaltenstherapeutischen Interventionen für Psychosen nicht ausgebildet sind. Diese Kompetenzen müssen sie nun in Form von Weiterbildungen erwerben, die gegebenenfalls noch nicht flächendeckend angeboten werden. Nicht nur deshalb halten sich manch „dysfunktionale Einstellungen“ – wie KVTler sie zu nennen pflegen – gegenüber Psychosen auch in unserer Zunft hartnäckig. Zu diesen zählt die Vorstellung, dass Wahn und Halluzinationen für Psychotherapie nicht zugänglich seien, oder die Annahme, dass Patienten mit Schizophrenie erst hinreichend „krankheitseinsichtig“ sein müssten, bevor mit einer Therapie begonnen werden könne. Zudem spielen auch strukturelle Aspekte des Versorgungssystems für die Unterversorgung eine Rolle. Hierzu zählen lange Wartezeiten und die „Kommstruktur“ der ambulanten Versorgung, die den Patienten ein hohes Maß an Eigeninitiative abverlangt, das bei Psychosepatienten nicht immer gegeben ist. Die mangelnde Flexibilität des ambulanten Settings und die Schwierigkeiten an der Schnittstelle zwischen stationärer und ambulanter Versorgung stellen weitere Hürden dar. Ferner fehlt es manchen ambulanten Behandlern an finanziellen Anreizen, um sich auch schwerer gestörten Patienten zu widmen, bei denen Mehraufwand durch vermehrten Austauschbedarf und Therapieunterbrechungen durch Krisen sowie Komplikationen bei der Antragsstellung zu befürchten sind.

2 siehe http://www.bptk.de/aktuell/einzelseite/artikel/psychotherap-83.html.

Trotz all dieser Hürden gibt es eine beachtliche Anzahl von niedergelassenen Therapeuten, die Psychotherapien für Patienten mit psychotischen Störungen anbieten. Und – wie die O-Töne in nachfolgendem Kasten deutlich machen – viele dieser Therapeuten erleben die Arbeit mit Psychosepatienten als interessant und gewinnbringend.

Therapeuten über ihre Arbeit mit Psychosepatienten

- „Belohnend finde ich die große Dankbarkeit der Patienten, die froh sind, dass ihnen *endlich mal jemand richtig zuhört.*"
- „Tatsächlich gefällt mir auch der Einbezug der medikamentösen Therapie, wo ich mich durch die Psychiatriezeit gut auskenne und kompetent mit den niedergelassenen Psychiatern zusammenarbeiten kann."
- „Eine besonders interessante Erfahrung war es, festzustellen: so *verrückt* sind die Wahngedanken gar nicht, häufig verbirgt sich dahinter eine ganz normale Logik im Sinne der Lerngeschichte, Grundannahmen etc."
- „Mich fasziniert, wie unterschiedlich Menschen dieselben Sachverhalte wahrnehmen und bewerten können. Es ist spannend, die Sichtweise des Gegenübers kennenzulernen, und toll, wenn es gelingt, trotz Vorbehalten und Misstrauen ein Arbeitsbündnis aufzubauen."
- „Ich schätze die Herausforderung der sehr individuellen Wahn- bzw. Überzeugungssysteme. Dabei ist ein kreatives Herangehen gefragt, was die Arbeit sehr abwechslungsreich macht."
- „Spaß macht mir die Arbeit mit Psychosepatienten durch die enorme Vielfalt des Störungsbildes. Sehr facettenreich, dadurch besonders interessant und anspruchsvoll, keine Symptomatik gleicht der anderen (d. h. es wird nie langweilig)."
- „Mir gefällt die Authentizität der Patienten. Kein manipulatives Verhalten, sehr echt in der Schilderung des Erlebens und des Emotionsausdrucks. Das Gleiche fordern sie von ihrem Gegenüber, was zu interessanten Einblicken in die eigene Art und Weise, Patienten zu begegnen, führt."
- „Ein Punkt, der mir persönlich sehr gefällt, aber praxisführungstechnisch problematisch sein kann, ist, dass man einige Patienten über Jahre begleitet … Da bin ich übrigens der klaren Auffassung: lieber jahrelang Psychotherapie als lebenslang Fluanxol!"
- „Die Arbeit mit psychotischen Patienten wirft wichtige Fragestellungen bzgl. der eigenen therapeutischen Haltung und des Lebens allgemein auf. Was ist krank, was gesund? Insbesondere dadurch, dass der Leidensdruck nicht immer vorhanden ist. Was ist ein freies Leben, was ist real, was nicht? ... Meine eigene Haltung gegenüber Menschen generell ist liberaler geworden, seit ich andere Erfahrungshorizonte, von denen mir die Patienten berichten, als wertvoll und legitim betrachte."

Mit diesem Buch wollen wir ambulante Therapeuten, die sich noch nicht an die Behandlung von psychotischen Störungen herangetraut haben, dazu ermutigen, es zu probieren. Jenen, die schon Erfahrung in dem Bereich haben, hoffen wir hilfreiche Hinweise für die Therapie sowie wertvolles Hintergrundwissen zu liefern. Wir haben uns für dieses Buch bewusst zu zweit zusammengetan, um die wissenschaftliche Perspektive mit der Perspektive einer ambulant niedergelassenen Therapeutin zu verbinden und das Buch neben Störungswissen und der Beschreibung der psychotherapeutischen Interventionen mit Fallbeispielen und konkreten Handlungshinweisen praxisnah zu gestalten.

Im ersten Teil des Buches tragen wir Wissen zusammen, das wir für die Diagnostik, das Verständnis der Symptomatik und für Behandlung für wichtig erachten. Im zweiten Teil geht es im Wesentlichen um das Vorgehen bei der individuellen ambulanten KVT von Psychosen. Ergänzend stellen wir das Vorgehen von verhaltenstherapeutischen Interventionen unter Einbezug der Familie dar. Für beide Ansätze gibt es gesicherte empirische Evidenz und klare Leitlinienempfehlungen. Trainingsbasierte Ansätze in Gruppen, wie sie im stationären Bereich üblich sind, sind nicht Gegenstand dieses Buches, das den Fokus explizit auf die ambulante Psychotherapie legt. Es wird aber auf weiterführende Literatur zu diesen Themen hingewiesen.

1 Beschreibung der Störungen

1.1 Der Psychosebegriff

Unter die psychotischen Störungen fallen die Schizophrenie-Spektrum- und andere psychotische Störungen nach DSM-5 und die F2-Diagnosen nach ICD-10

Wenn wir von psychotischen Störungen oder kurz „Psychosen" sprechen, meinen wir jene Störungen, die im DSM-5 im Kapitel Schizophrenie-Spektrum und andere psychotische Störungen zu finden sind. Im ICD-10 werden sie unter F2 aufgeführt und beinhalten neben der Schizophrenie weitere Störungen wie die schizoaffektive Störung, die wahnhafte Störung und die kurze psychotische Störung. Es handelt sich bei Psychosen also um recht unterschiedliche Störungen. Innerhalb der psychotischen Störungen kommen die Schizophrenie und die schizoaffektive Störung am häufigsten vor. Die Grundlagenforschung ist jedoch oft nur auf die Störungskategorie Schizophrenie ausgerichtet. Viele der ätiologischen Erkenntnisse beziehen sich daher auf diese Störung und können nicht ohne Weiteres auf die anderen Spektrumsstörungen übertragen werden. Neuerdings richtet sich das Forschungsinteresse allerdings stärker auf einzelne Symptome wie Wahn, Halluzinationen oder motivationale Probleme, die über eng definierte Störungskategorien hinausgehen. Da die kognitiv-verhaltenstherapeutischen Interventionen stark symptombezogen ausgerichtet sind, sind solche Forschungsansätze für die Weiterentwicklung der Therapie besonders wertvoll.

Unserer Erfahrung nach hat man es in der ambulanten Praxis nicht nur mit Schizophrenie, sondern häufig auch mit schizoaffektiven oder kurzen psychotischen Störungen zu tun, seltener mit wahnhaften Störungen. Die Psychotherapieforschung zu Psychosen bezieht sich in der Regel auf Patienten mit diesen vier Störungen und bislang gibt es keine Hinweise auf besondere Therapieindikationen, in dem Sinne, dass die Therapieansätze z. B. bei einer dieser Gruppen wirksamer wären als bei den anderen. Dementsprechend beschränken sich die Inhalte dieses Buches nicht auf Schizophrenie, sondern schließen das weitere Spektrum psychotischer Störungen ein.

1.2 Symptomatik

Symptome der Schizophrenie sind breit gefächert ohne zwingendes Leitsymptom

Auch innerhalb der psychotischen Störungen decken die Symptome ein breites Feld ab. Bei Schizophrenie reichen sie von Halluzinationen und Wahn über bizarres Verhalten und Störungen der Sprache bis hin zu Amotivation. Von diesen muss jedoch kein Bestimmtes, im Sinne eines Leitsymptoms, zwingend vorhanden sein. Bei der schizoaffektiven Störung

Unterscheidung zwischen Positiv- und Negativsymptomatik ist gebräuchlich

kommen affektive Symptome hinzu. Um die Komplexität der vielen Symptome etwas zu vereinfachen, wird nach Störungsphasen (z. B. akute psychotische Phase versus Residualsymptomatik) unterschieden. Ferner hat sich im Sprachgebrauch die Unterscheidung zwischen Positivsymptomatik und Negativsymptomatik durchgesetzt.

Merke:

Positivsymptomatik soll verdeutlichen, dass zum normalen Erleben etwas hinzukommt (z. B. Wahnvorstellungen, Halluzinationen). Im Gegensatz dazu umfasst Negativsymptomatik Symptome wie Verflachung des mimischen Ausdrucks oder motivationale Probleme. Hier fehlt also etwas vom gesunden Erleben.

1.2.1 Positivsymptomatik

Wahnphänomene kommen bei den meisten psychotischen Störungen vor

Wahnphänomene. Wahnphänomene sind ein „typisches" Symptom der meisten psychotischen Störungen. Bei der wahnhaften Störung sind sie das Leitsymptom und bei Schizophrenie treten sie bei der überwiegenden Mehrheit der Betroffenen im Verlauf der Störung auf. Wahn ist nach DSM-5 definiert als „feste Überzeugung, die trotz gegenteiliger Evidenz nicht verändert werden kann" (APA/Falkai et al., 2015, S. 118). Im Entstehungsstadium handelt es sich dabei oft eher um fixe Ideen oder überzogene Fehlinterpretationen. Diese können sich dann zu festen Wahnüberzeugungen oder einem komplexen Wahnsystem weiterentwickeln. Besonders charakteristisch ist Verfolgungswahn. Eng mit Verfolgungsideen verknüpft sind Beziehungsideen, bei denen zufälligen Begebenheiten und äußeren Ereignissen eine besondere Bedeutung für die eigene Person beigemessen wird. Prinzipiell kann jedes Thema wahnhaft verarbeitet werden, wenn auch bestimmte Themen, wie religiöse, politische, sexuelle und körperbezogene Wahninhalte, besonders häufig vorkommen und in der Regel einen klaren Bezug zur eigenen Person aufweisen. An wahnhaften Überzeugungen wird in der Regel auch bei der Konfrontation mit Gegenargumenten oder gegenteiligen Erfahrungen festgehalten. Ein rigides Festhalten an Überzeugungen ist allerdings kein Alleinstellungsmerkmal psychotischer Patienten. Auch gesunde Menschen können unverrückbar an politischen oder religiösen Überzeugungen festhalten. Zudem gibt es auch Beispiele für rigides Festhalten an Überzeugungen bei Patienten mit Depression oder anderen Störungen.

Entwicklung von der fixen Idee zum komplexen Wahnsystem ist oft zu beobachten

Rigides Festhalten an den Überzeugungen ist charakteristisch

Fallbeispiel: Herr W. (Wahnsymptome)
Herr W. ist überzeugt, dass sein Postbote einer okkulten Sekte angehört und in seiner Abwesenheit die Gegenstände in seiner Wohnung berührt und dadurch mit „Bösem" infiziert. Alle Versuche seiner Frau, ihn von dieser Überzeugung abzubringen, sind gescheitert. Auch sein Hausarzt hat vergeblich

versucht, ihm gut zuzureden. Herr W. hat dem Eindringling Fallen gestellt, die eigentlich beweisen, dass niemand im Haus war. Aber er denkt, man hätte ihn ausgetrickst. Aus Angst vor erneuten „Übergriffen“ verlässt er das Haus nicht mehr.

Halluzinationen. Eine Halluzination ist eine reale Wahrnehmung, die in Abwesenheit eines entsprechenden Stimulus erfolgt. Halluzinationen kommen in jeder Sinnesmodalität vor. Im Rahmen von psychotischen Störungen sind jedoch akustische Halluzinationen in Form von Stimmenhören am häufigsten. Dies sind meist Stimmen, die die Person oder ihr Verhalten kommentieren, oder Stimmen, die miteinander z. B. über die Person reden. Typischerweise werden kurze, sich wiederholende Sätze im Umfang von 1 bis 5 Worten gehört. Andere Aspekte wie Lautstärke oder Klarheit der Stimmen variieren stark. Während manche Stimmen klar und deutlich sind, kann es sich auch lediglich um ein Hintergrundbrabbeln handeln. Die Inhalte der Stimmen bestehen z. B. aus abwertenden Kommentaren wie „Versager“, „Spinner“ oder Befehlen wie „Mach es!“ oder „Heb das auf!“ und ähneln somit den Inhalten automatischer Gedanken bei anderen psychischen Störungen wie Depression oder Zwangsstörungen. In der Regel entwickeln Patienten eine Vorstellung über die Identität der Stimmen, beispielsweise, dass es sich um die Stimme der verstorbenen Mutter oder des ehemaligen Chefs handelt. Ebenso kann eine Stimme einer Person gehört werden, mit der der Patient realen Umgang pflegt. Viele Betroffene berichten, dass ihre Halluzinationen das erste Mal in einer Phase starker psychischer Belastung auftraten und unter Stress häufiger oder lauter werden.

Akustische Halluzinationen, in Form von Stimmenhören, sind am häufigsten anzutreffen

Die Inhalte der Stimmen ähneln den Inhalten automatischer Gedanken

Unter Stress kommt es oft zu vermehrtem Stimmenhören

Fallbeispiel: Frau H. (Halluzinationen)
Frau H. hört immer wieder eine Stimme, die sagt: „Du bist ein schlechter Mensch!“ Sie glaubt, die Stimme sei ein von Gott beauftragter Engel, der weiß, wie sie wirklich ist. Besonders belastet sie die Aussage der Stimme: „Du bist so böse, du wirfst deinen Hund aus dem Fenster!“ Das versetze sie regelmäßig in Panik, da sie ihren Hund über alles liebt, aber glaubt, dass die Stimme es besser weiß.

Formale Denkstörungen. In akuten psychotischen Phasen kann auch der Denkprozess als solcher in Mitleidenschaft gezogen werden. Dies wird als „formale Denkstörung“ bezeichnet und macht sich üblicherweise an der Sprache bemerkbar. Bei der Assoziationslockerung können Betroffene von einem Gedanken zum Nächsten springen. Beim „Gedankenabreißen“ erfolgt ein plötzlicher Abbruch eines sonst flüssigen Sprechens ohne erkennbaren Grund. Beim „Danebenreden“ passt die Antwort nicht zu der gestellten Frage. Formale Denkstörungen können die Kommunikation mit dem Patienten erschweren. Dennoch kann oft durch Strukturierungshilfen des Gegenübers ein roter Faden erkannt und dann weiterverfolgt werden.

Formale Denkstörungen betreffen den Denkprozess und können die Kommunikation erschweren

Fallbeispiel: Frau F. (Formale Denkstörung)

Frau F. möchte in der Therapie berichten, worüber sie gestern beim Einschlafen nachgedacht hat. Sie setzt an: „Also, es ist so, mein Bruder …" Sie unterbricht wieder. Ihr Blick wandert umher, sie schaut ins Leere. Sie setzt erneut an: „Also, wenn ich so daliege, dann …" Sie unterbricht schon wieder, wird etwas nervös. „Es tut mir leid, ich krieg es gerade irgendwie nicht zusammen." Sie versucht es erneut, scheitert jedoch.

Unter desorganisierter Symptomatik wird zielloses oder bizarr wirkendes Verhalten verstanden

Verhaltensauffälligkeiten. Mit „desorganisiertem Verhalten" ist auffälliges Verhalten im Rahmen akuter psychotischer Episoden gemeint. Die Handlungen des Betroffenen wirken dann auf äußere Beobachter ziellos oder bizarr. Ein Patient wirft beispielweise Gegenstände aus dem Fenster, stellt die Möbel durcheinander oder sammelt in sinnlos erscheinender Weise Gegenstände auf, um sie an anderer Stelle wieder zu verteilen. Desorganisiertes Verhalten kommt allerdings vergleichsweise seltener vor als Wahn und Halluzinationen. Verhalten, das von Beobachtern als bizarr geschildert wird, steht häufig in Zusammenhang mit Wahnerleben. Etwas häufiger zu beobachten ist eine Vernachlässigung oder Veränderung der äußeren Erscheinung, die auch ein charakteristisches Merkmal der schizotypen Störung darstellt. Als solche gilt beispielweise eine exzentrische Aufmachung, oder wenn ein Patient bei sommerlichen Temperaturen vier Pullover und zwei Jacken übereinander anzieht.

Fallbeispiel: Herr W. (Verhaltensauffälligkeiten)

Herr W. (siehe auch Fallbeispiel zu Wahnsymptomen) sammelt alle Gegenstände, die seiner Ansicht nach von dem Eindringling mit „Bösem" infiziert wurden, draußen vor seiner Tür. Seit mehreren Tagen türmen sich dort nun Geschirr, eine Wanduhr, mehrere Stühle, kleine Dekorationsgegenstände sowie ein kleiner Schrank. Wenn seine Frau versucht, die Dinge wegzuräumen, schimpft er, sie dürfe nichts davon anfassen.

Zu den Bewegungsstörungen zählen Bewegungsstereotypien und Bewegungsverminderung

Psychomotorische Auffälligkeiten können medikamentöse Nebenwirkungen sein

Bewegungsstörungen. In seltenen Fällen kann es auch zur Verminderung von Bewegungen kommen. Die Person nimmt z. B. eine steife Haltung an. In sehr seltenen Fällen kommt es zum katatonen Stupor, der völligen Bewegungslosigkeit. Etwas häufiger sind Bewegungsstereotypien. Damit sind scheinbar sinnlose und stereotype Bewegungen gemeint. Andere psychomotorische Auffälligkeiten, wie Auf- und Abgehen, Schaukelbewegungen oder andauerndes Fußwippen, entspringen einer starken motorischen Unruhe und können auch auf die Medikation zurückzuführen sein.

Fallbeispiel: Frau F. (Bewegungsstörungen)

Wenn Frau F. im Gespräch unter Druck gerät, sie z. B. wieder unter Gedankenreißen leidet oder sie von sehr belastenden Themen spricht, legt sie ihren Kopf häufig von einer Seite auf die andere, sodass eine Art fließende Bewegung entsteht. Frau F. fällt dies selbst gar nicht auf. Nach Ansprache ist sie zunächst verunsichert und irritiert.

1.2.2 Negativsymptomatik

Zur Negativsymptomatik zählen ein verminderter emotionaler Ausdruck in Form von reduzierter Mimik und Sprache sowie Avolition, womit eine verringerte Motivation, verringerter Antrieb und sozialer Rückzug gemeint sind. Patienten mit einer eingeschränkten Gesichtsmimik und Gestik können auf andere einen gleichgültig-lethargischen Eindruck machen. Inzwischen zeigen jedoch viele Studien, dass dieser Eindruck täuscht und die Betroffenen durchaus starke Gefühle erleben (Strauss & Gold, 2012). Eingeschränkt ist jedoch die Fähigkeit, sich auf angenehme Aktivitäten zu freuen, was als Anhedonie bezeichnet wird. Viele Patienten haben zudem dysfunktionale Annahmen im Hinblick auf die eigene Leistung. Beides führt dazu, dass weniger Freizeitinteressen und Aktivitäten aufgesucht werden und der Kontakt zu Freunden und Altersgenossen deutlich verringert wird.

Zur Negativsymptomatik zählen die Verminderung von emotionalem Ausdruck, Motivation und Antrieb

Hinter einem vermindertem emotionalen Ausdruck verbergen sich dennoch oft starke Emotionen

Fallbeispiel: Herr P. (Negativsymptomatik)
Herr P. sitzt mit starrem Blick in der Therapie. Er berichtet nur sehr zögerlich. Er zeigt wenig Mimik und lächelt nur selten. Er berichtet, eigentlich keine Hobbys zu haben, Freunde habe er im Grunde auch nicht, wolle er auch nicht. Er fühle sich so ganz okay. Belastungen habe er kaum, er arbeite ja auch nicht viel. Eigentlich wisse er auch gar nicht, was er in der Therapie soll. Er wolle eigentlich nicht viel ändern, außer vielleicht morgens besser hochzukommen. Im Verlauf der Therapie, nach genauerer Exploration und nach Aufbau eines engeren Vertrauensverhältnisses, wird jedoch deutlich, dass Herr P. sogar sehr leidet. Er erlebe sich als „totalen Versager" und denke, alle anderen seien viel besser als er. Er selbst sei völlig wertlos. Soziale Situationen würden ihn massiv stressen, da er sich innerlich nahezu durchgängig schlechtmache. Das sei so furchtbar für ihn, dass er sich „innerlich komplett abgeschaltet" und aus fast allen Kontakten zurückgezogen habe. Er könne dann auch nicht mit anderen reden, da er so sehr von den Selbstwert abwertenden Gedanken gequält sei, dass er sich nur schlecht konzentrieren könne.

Wichtig ist, Negativsymptome auch im Kontext von Auslösern und aufrechterhaltenden Faktoren zu sehen. Viele Symptome, die als Negativsymptomatik eingruppiert werden, sind nachvollziehbare Reaktionen auf äußere und innere Umstände. Pat Deegan, die als Teenager mit Schizophrenie diagnostiziert wurde und sich als Erwachsene in der Patientenbewegung engagiert, beschreibt die zunehmende Resignation sehr anschaulich:

Der Kontext sollte beachtet werden. Oft ist Symptomatik eine nachvollziehbare Reaktion auf Umstände

Fallbeispiel: Pat Deegan[3]
Die Wochen, die Monate oder die Jahre begannen an uns vorbeizuziehen. Unser Altern war nun nicht mehr geprägt durch die Meilensteine unserer

3 vgl. https://www.patdeegan.com/pat-deegan/lectures/conspiracy-of-hope, deutsche Übersetzung der Originaläußerungen einer ehemaligen Patientin durch die Autoren.

Leistungen eines Jahres, sondern durch den lähmenden Schmerz aufeinanderfolgender Misserfolge. Wir versuchten und scheiterten und versuchten und scheiterten, bis es zu sehr weh tat, um es noch einmal zu versuchen. Wenn wir aus dem Krankenhaus kamen, war es nun nicht mehr die Frage, ob wir zurückkehren würden, sondern eher, wann wir zurückkehren würden. In einem letzten Versuch, uns zu schützen, gaben wir auf. Wir gaben auf, zu versuchen, gesund zu werden. Aufgeben war eine Lösung für uns. Es betäubte den Schmerz. Wir waren bereit, enorme Teile von uns zu opfern, um in der Lage zu sein „Es ist mir egal" zu sagen. Unsere Persönlichkeit verkümmerte durch die adaptive Strategie der Gleichgültigkeit. So saßen wir auf Stühlen und rauchten und tranken Kaffee und rauchten noch mehr. Es war ein hoher Preis, den wir zahlten, um zu überleben. Wir gaben einfach auf.

1.3 Klassifikation

Der folgende Kasten zeigt die diagnostischen Kriterien für Schizophrenie nach DSM-5.

Diagnostische Kriterien für Schizophrenie nach DSM-5 (APA, 2015, Reprinted in German with permission from Hogrefe Verlag GmbH & Co.KG. Diagnostic and Statistical Manual of Mental Disorders, Fifth Edition, (Copyright 2013). American Psychiatic Association)

A. Zwei (oder mehr) der folgenden Symptome, jedes bestehend für einen erheblichen Teil einer einmonatigen Zeitspanne (oder kürzer, wenn erfolgreich behandelt). Mindestens eines dieser Symptome muss (1), (2) oder (3) sein.
1. Wahn.
2. Halluzinationen.
3. Desorganisierte Sprechweise (z. B. häufiges Entgleisen oder Zerfahrenheit).
4. Grob desorganisiertes oder katatones Verhalten.
5. Negativsymptome (z. B. verminderter emotionaler Ausdruck oder reduzierte Willenskraft [Avolition]).

B. Für eine erhebliche Zeitspanne seit dem Beginn der Störung sind eine oder mehrere zentrale Funktionsbereiche wie Arbeit, zwischenmenschliche Beziehungen oder Selbstfürsorge deutlich unter dem Niveau, das vor dem Beginn erreicht wurde (oder, falls der Beginn in der Kindheit oder Adoleszenz liegt, wird das zu erwartende Niveau der zwischenmenschlichen, geistigen oder beruflichen Leistungen nicht erreicht).

C. Zeichen des Störungsbildes halten durchgehend für mindestens 6 Monate an. Diese 6-monatige Periode muss mindestens einen Monat mit Symptomen (oder weniger, falls erfolgreich behandelt) umfassen, die das Kriterium A (d.h. floride Symptome) erfüllen, und kann Perioden mit prodromalen oder residualen Symptomen einschließen. Während dieser prodromalen oder residualen Perioden können sich die Zeichen des Störungsbildes auch durch ausschließlich negative Symptome oder durch zwei oder mehr Symptome manifestieren, die im Kriterium A aufgelistet und in einer abgeschwächten Form vorhanden sind (z.B. seltsame Überzeugungen, ungewöhnliche Wahrnehmungserlebnisse).
D. Eine Schizoaffektive Störung und eine depressive oder bipolare Störung mit psychotischen Merkmalen wurden ausgeschlossen, da entweder 1) keine Episode einer Major Depression oder Manie gemeinsam mit den floriden Symptomen aufgetreten ist oder 2) falls affektive Episoden während der floriden Phase aufgetreten sind, ihre Gesamtdauer im Vergleich zur Dauer der floriden und residualen Perioden kurz war.
E. Das Störungsbild ist nicht Folge der physiologischen Wirkung einer Substanz (z.B. eine Substanz mit Missbrauchspotenzial oder ein Medikament) oder eines medizinischen Krankheitsfaktors.
F. Bei einer Vorgeschichte mit einer Autismus-Spektrum-Störung oder einer Kommunikationsstörung mit Beginn im Kindesalter wird die zusätzliche Diagnose einer Schizophrenie nur dann gestellt, wenn mindestens einen Monat lang (oder weniger, falls erfolgreich behandelt) zusätzlich zu den anderen erforderlichen Symptomen einer Schizophrenie auch ausgeprägte Wahnphänomene oder Halluzinationen vorhanden sind.

Das DSM-5 (vgl. APA/Falkai et al., 2015) enthält neben der Schizophrenie weitere Störungskategorien, wie die schizotype Persönlichkeitsstörung, die wahnhafte Störung, die schizoaffektive Störung und die kurze psychotische Störung, deren Kennzeichen in gekürzter Form im folgenden Kasten abgebildet sind.

Weitere Störungsbilder des Schizophrenie-Spektrums nach DSM-5

- *Wahnhafte Störung.* Wahnphänomene (z.B. Liebeswahn oder Verfolgungswahn), die über mind. einen Monat auftreten, wobei die Kriterien einer Schizophrenie niemals erfüllt werden. Auch treten keine wesentliche Beeinträchtigung des Funktionsniveaus und kein ungewöhnliches oder bizarres Verhalten auf.
- *Kurze psychotische Störung.* Über mind. einen Tag, aber weniger als einen Monat treten eines oder mehrere der folgenden Symptome auf:

(1) Wahn, (2) Halluzinationen, (3) desorganisierte Sprechweise oder (4) grob desorganisiertes oder katatones Verhalten, wobei es sich bei zumindest bei einem der Symptome um (1), (2) oder (3) handeln muss.

- *Schizophreniforme Störung.* Für einen erheblichen Teil einer einmonatigen Zeitspanne, aber weniger als 6 Monate, treten zwei (oder mehr) der folgenden Symptome auf: (1) Wahn, (2) Halluzinationen, (3) desorganisierte Sprechweise, (4) grob desorganisiertes oder katatones Verhalten oder (5) Negativsymptome, wobei mind. eines dieser Symptome (1), (2) oder (3) sein muss.
- *Schizoaffektive Störung.* Ununterbrochene Krankheitsperiode, während der entweder eine Episode einer Major Depression oder eine Manische Episode gleichzeitig mit dem Kriterium A der Schizophrenie besteht. Symptome, die die Kriterien einer affektiven Episode erfüllen, bestehen die meiste Zeit der Gesamtdauer der floriden und residualen Perioden der Erkrankung, zudem bestehen Wahnphänomene oder Halluzinationen für mind. 2 Wochen bei gleichzeitiger Abwesenheit der affektiven Episode.
- *Schizotype Persönlichkeitsstörung* (wird im Kapitel Persönlichkeitsstörungen geführt). Muster starken Unbehagens in nahen Beziehungen, Verzerrungen des Denkens und der Wahrnehmung sowie Eigentümlichkeiten des Verhaltens. Es wird die Erfüllung von 5 von 9 Symptomen gefordert. Darunter beispielsweise Beziehungsideen, seltsame Überzeugungen, Mangel an Freunden oder paranoide Vorstellungen. Die Symptome zeigen sich nicht ausschließlich zusammen mit einer Schizophrenie oder affektiven Störungen.

Hinweis: Alle Störungen sind nicht direkte Folge des Missbrauchs von Substanzen oder eines medizinischen Krankheitsfaktors.

Unterschied zwischen DSM und ICD liegt in der Dauer

Die weitgehende Anpassung der Diagnosesysteme DSM und ICD bilden eine verbesserte Basis für die Suche nach ätiologischen Faktoren, effektiver Prävention und Behandlung und erleichtern den Austausch unter Klinikern erheblich. Ein Unterschied zwischen den Klassifikationssystemen liegt bei Schizophrenie noch in der im DSM-5 geforderten Störungsdauer von sechs Monaten, in denen „Zeichen des Störungsbildes“ vorliegen müssen, allerdings fordern beide Diagnosesysteme lediglich einen Monat mit akuten Symptomen wie Wahn oder Halluzinationen. Ein weiterer Unterschied findet sich in der Differenzialdiagnose zu affektiven Störungen. Während in der ICD eine Schizophrenie diagnostiziert wird, wenn schizophrene Symptome zeitlich vor affektiven Symptomen auftreten, legt das DSM-5 fest, dass die Schizophrenie vorrangig zu diagnostizieren ist, wenn affektive Symptome zeitgleich mit akut psychotischen Symptomen auftreten und von kürzerer Dauer als die akute und residuale Phase sind. Ferner findet sich in der ICD-10 noch eine Reihe von Subtypen. Zu diesen zählen die paranoide (F20.0), die hebephrene (F20.1) und die katatone Schizophrenie

(F20.2), die anhand des vorherrschenden Symptombilds unterschieden werden. Aufgrund ihrer geringen zeitlichen Stabilität und zweifelhafter Aussagekraft für die Prognose des Verlaufes oder Behandlungserfolges hat sich die Zuweisung von Subtypen weder für die Behandlung noch für die Forschung als besonders nützlich erwiesen, weshalb die im DSM-IV-TR noch vorhandenen Subtypen im DSM-5 keinen Eingang mehr gefunden haben. Stattdessen wird im DSM-5 die gegenwärtige Intensität von jedem der fünf im A-Kriterium beschriebenen Symptome (Wahn, Halluzinationen, Desorganisierte Sprache, Katatonie, Negative Symptome) auf einer Skala von 0 (= nicht vorhanden) bis 4 (= vorhanden und schwer) quantifiziert.

Im DSM-5 werden keine Subtypen mehr aufgeführt

DSM-5 quantifiziert stattdessen die Intensität der Symptome

Unter F20.4 kann in der ICD-10 ferner eine postschizophrene Depression diagnostiziert werden, wenn depressive Symptome im Anschluss an eine Schizophrenie lange andauern und mindestens den Schweregrad einer leichten depressiven Episode erfüllen. Die Kategorie des schizophrenen Residuums (F20.5) wird verwendet, wenn in der Vergangenheit zwar mindestens eine schizophrene Episode vorlag, inzwischen jedoch eher negative Symptome das klinische Bild dominieren. Schließlich wird in der ICD-10 unter der Bezeichnung „Schizophrenia Simplex" (F20.6) eine Form der Schizophrenie beschrieben, bei der sich eine ausgeprägte Negativsymptomatik entwickelt, ohne dass jemals zuvor eine akute schizophrene Episode aufgetreten ist.

In der ICD-10 sind zusätzlich postschizophrene Depression, schizophrenes Residuum und Schizophrenia Simplex verschlüsselbar

Schließlich wird sowohl im DSM-5 als auch in der ICD-10 der Verlauf gesondert klassifiziert, die Einteilungen unterscheiden sich jedoch etwas, wie in Tabelle 1 zu sehen ist.

Tabelle 1: Kategorisierung des Verlaufs der Schizophrenie nach DSM-5 und ICD-10

	DSM-5	ICD-10
Aktuelle Episode	*Erste Episode, Gegenwärtig Akut* Erstmanifestation, Symptomkriterien sind im aktuellen Zeitabschnitt erfüllt.	
	Erste Episode, Gegenwärtig Teilremittiert Verbesserung nach einer vorangegangenen Episode wird aufrechterhalten und die Kriterien der Störung sind nur teilweise erfüllt.	*Unvollständige Remission (F20.x4)*
	Erste Episode, Gegenwärtig Vollremittiert Keine störungsspezifischen Symptome nach vorangegangener Episode.	*Vollständige Remission (F20.x5)*

Tabelle 1: Fortsetzung

	DSM-5	ICD-10
Episodische Verläufe	*Multiple Episoden, Gegenwärtige akut* Erst nach mindestens zwei Episoden zu diagnostizieren (d. h. nach einer Erstmanifestation, einer Remission und min. einem Rezidiv).	*Episodisch mit zunehmendem Residuum* Zunehmende Entwicklung „negativer" Symptome in den Krankheitsintervallen (F20.x1).
	Multiple Episoden, Gegenwärtig Teilremittiert	*Episodisch mit stabilem Residuum* Anhaltende, aber nicht zunehmende „negative" Symptome in den Krankheitsintervallen (F20.x2).
	Multiple Episoden, Gegenwärtig vollremittiert	*Episodisch remittierend* Vollständige oder praktisch vollständige Remission zwischen den psychotischen Episoden (F20.x3).
Kontinuierliche Verläufe	*Kontinuierlich* Diagnostische Symptomkriterien bleiben für Großteil des Verlaufs bestehen; Phasen mit unterschwelligen Symptomausprägungen von sehr kurzer Dauer im Verhältnis zum Gesamtverlauf der Störung.	*Kontinuierlich* Keine Symptomremission im Beobachtungszeitraum (F20.x0).
Sonstige Verläufe	Nicht Näher Bezeichnet	Sonstiger Verlauf (F20.x8).
		Verlauf unsicher, Beobachtungszeitraum weniger als 1 Jahr (F20.x9).

Anmerkung: In beiden Klassifikationssystemen sollte der Verlauf erst nach einem Jahr kodiert werden.

1.4 Epidemiologie

Die Prävalenz einer psychotischen Störung ist mit ca. 1 % eher niedrig

Die Lebenszeitprävalenz der Schizophrenie liegt laut DSM-5 bei 0,3 % bis 0,7 %, die der schizoaffektiven Störung bei 0,3 % und die der wahnhaften Störung bei 0,2 %. Schätzungen zur Lebenszeitprävalenz der schizotypen Persönlichkeitsstörung reichen von 0,6 % bis 4,6 % (APA/Falkai et al., 2015). Zu den weiteren Schizophrenie-Spektrumsstörungen liegen keine verlässlichen Schätzungen vor. Häufiger als voll ausgeprägte psychotische

Störungen sind einzelne psychotische Symptome. Ihre Prävalenz in der Allgemeinbevölkerung wird auf 7,2 % bei einer jährlichen Inzidenzrate von 2,5 % geschätzt (Linscott & van Os, 2013). Noch häufiger sind „subklinische Phänomene“, die psychotischem Erleben ähneln. In einer Befragung in Deutschland (Lincoln, Keller & Rief, 2009) gab z. B. jeweils ein Viertel der Teilnehmer an, dass sie den Eindruck hätten, dass andere mit Absicht versuchten, ihnen zu schaden, oder überzeugt seien, im Leben eine besondere Mission erfüllen zu müssen. Immerhin 10 % hatten zumindest zeitweise den Eindruck, dass ihre Gedanken so laut seien, dass andere sie hören könnten. Solche Untersuchungen machen deutlich, dass selbst bei Symptomen wie Wahn keine klare Grenze zwischen gesund und krank gezogen werden kann. Die Symptome lassen sich eher auf einem Kontinuum mit graduellen Abstufungen von gesund zu krank abbilden. Dies legt nahe, dass normalpsychologische Prozesse an der Entstehung und Aufrechthaltung von psychotischen Symptomen beteiligt sind. Die Annahme eines Kontinuums bildet eine wesentliche Grundlage für die Übertragung kognitiv-behavioraler Ansätze auf die Behandlung von Psychosen.

Einzelne psychotische Symptome kommen hingegen relativ häufig vor

Psychotische Phänomene lassen sich ähnlich wie Angst und Depressivität auf einem Kontinuum von gesund über subklinische Symptome bis hin zu pathologisch abbilden

Psychotische Symptome treten bei den meisten Betroffenen erstmalig in der späten Adoleszenz und jungen Erwachsenenalter auf. Geschlechtsspezifische Unterschiede der Störungshäufigkeit bestehen nicht, bei Männern zeigt sich allerdings ein früherer Störungsbeginn. Der Gipfel der Erstmanifestationen zeichnet sich bei Männern mit Anfang bis Mitte 20 ab, bei Frauen mit Ende 20 (APA/Falkai et al., 2015).

Männer erkranken nicht häufiger aber früher als Frauen

1.5 Verlauf

Der Störungsverlauf erfolgt in der Regel in spezifischen Phasen (Stadien) (McGlashan & Johannessen, 1996). Beobachtbare und messbare Hinweise auf eine höhere Vulnerabilität und wichtige Stressfaktoren kann es schon vor Störungsbeginn geben. Schließt davon eine Phase mit unspezifischen weiteren Symptomen wie etwa Grübeln, Interessenverlust, Reizbarkeit, Geräuschempfindlichkeit, Schlafstörungen, Konzentrationsstörungen und sozialer Rückzug sowie vereinzelte subklinische psychotische Phänomene wie Misstrauen oder abnorme Körperempfindungen an, kann dies (retrospektiv) als Prodromalphase bezeichnet werden. Im englischen Sprachraum wird diese Phase auch als „high-risk“ oder „ultra-high risk“ bezeichnet. Im Forschungsbereich des DSM-5 findet sich zudem das kontrovers diskutierte und letztendlich nicht regulär aufgenommene attenuierte (= abgeschwächte) Psychose-Syndrom. Für die Einführung einer eigenständigen Diagnose bei abgeschwächten psychotischen Symptomen spricht, dass somit auch Patienten im Vorstadium einer psychotischen Störung ein adäquates Behandlungsangebot erhalten können, das den Übergang in eine voll manifestierte Störung verhindern oder verzögern kann. Dagegen spricht, dass eine frühe

Die Störung kann in vier Phasen unterteilt werden

Prämorbide Phase

Prodromalphase

Ob eine Diagnose in der Prodromalphase gestellt werden sollte, ist umstritten

Etikettierung als Psychose-Syndrom Selbst- und Fremd-Stigmatisierungsprozesse bei den Betroffenen fördern könnte, von denen ja nur ein kleiner Teil der Betroffenen später tatsächlich eine Psychose entwickelt.

Akute Psychose

Remissionsphase

Eine Phase mit überwiegend vorherrschender Positivsymptomatik wird als akute Phase bezeichnet; während bei post-akuten Phasen eher Negativsymptomatik im Vordergrund steht. Nach der post-akuten Phase folgt typischerweise eine Remissionsphase mit Rückgang der Symptomatik und den mit ihr verbundenen Einschränkungen.

Die empirische Verlaufsforschung zeigt, dass das ganze Spektrum von sehr ungünstigen Verläufen mit langjähriger Hospitalisierung bis hin zu vollständigen und stabilen Remissionen vorkommt. Die Datenlage zum Verlauf ist aufgrund fehlender qualitativ hochwertiger, aussagekräftiger Langzeitstudien unbefriedigend. Vereinfachend zusammengefasst wird in den meisten Lehrbüchern geschildert, dass etwa 20 % der Patienten nur eine Episode erleben, während weitere 30 % zwar noch eine oder mehrere weitere Episoden, aber keine weiteren Einschränkungen erleben. Bei etwa 10 % stagniert der Grad der Einschränkung zwischen den Episoden, bei etwa 40 % verläuft die Störungen mit weiteren Episoden und einer zunehmenden Ein-

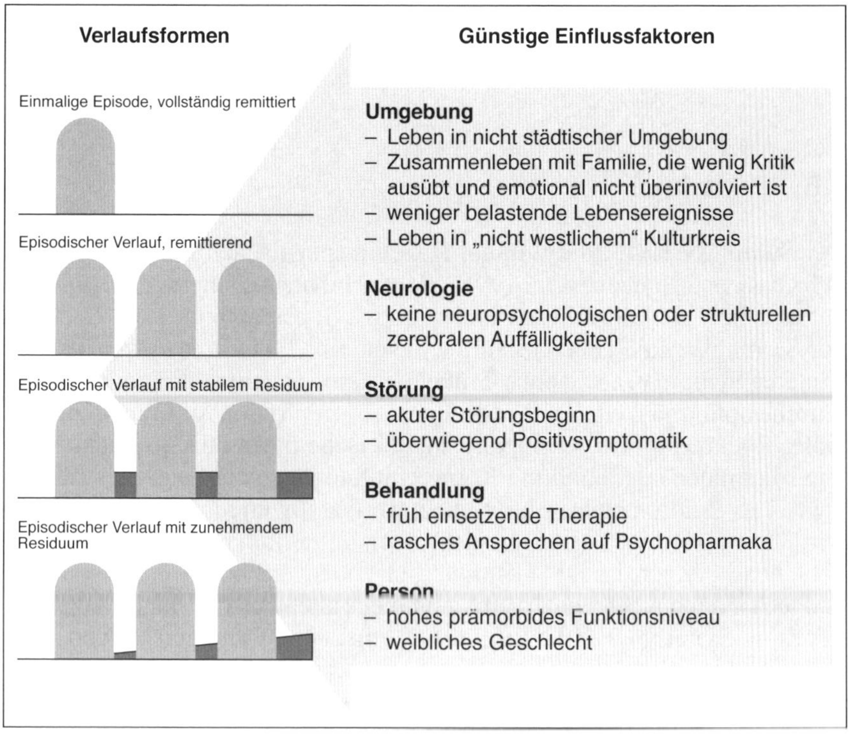

Abbildung 1: Verläufe und Prädiktoren eines positiven Störungsverlaufs

schränkung des beruflichen und sozialen Funktionsniveaus (Falkai, Schennach, Lincoln & Hasan, in Druck). Dieses Bild ist aber möglicherweise etwas zu pessimistisch. In einem 10-Jahres-Follow-up von 532 Ersterkrankten fanden Morgan et al. (2014), dass fast die Hälfte seit mindestens 2 Jahren symptomfrei waren. Studien haben gezeigt, dass es Faktoren gibt, die eher mit einem positiven Störungsverlauf assoziiert sind. Diese sind zusammen mit den unterschiedlichen Verläufen in Abbildung 1 dargestellt (für eine nähere Beschreibung der Verläufe siehe Tab. 1 auf Seite 13).

Interessanterweise zeigen Patienten mit der Diagnose Schizophrenie in Entwicklungsländern bessere Verläufe als Patienten aus Industrieländern. Dies wurde erstmalig in einer internationalen Pilotstudie der Weltgesundheitsorganisation gezeigt und in Folge durch weitere Studien bestätigt. Die Ergebnisse sorgten für viele Kontroversen, da sie das westliche Behandlungsmodell und den Umgang mit der Erkrankung in westlichen Ländern infrage stellen.

Paradoxerweise zeigen sich in vielen Entwicklungsländern mit weniger modernen Behandlungsmethoden bessere Langzeitverläufe

1.6 Differenzialdiagnostik

Abgrenzung zu anderen psychischen Störungen

Bei der Differenzialdiagnostik ist nicht nur auf die Abgrenzung zwischen den verschiedenen Schizophrenie-Spektrumsstörungen untereinander zu achten, sondern auch auf die Abgrenzung jeder dieser Störungen zu anderen Störungen. Hier fokussieren wir exemplarisch auf die Abgrenzung zwischen Schizophrenie und anderen Störungen (siehe Tab. 2) und gehen ergänzend noch auf die praxisrelevante Abgrenzung zwischen schizoaffektiver Störung und affektiven Störungen ein.

Tabelle 2: Differenzialdiagnostische Aspekte bei Schizophrenie

Diagnose	Gemeinsamkeiten	Abgrenzung
Wahnhafte Störung	Wahn	Fehlen anderer für die Schizophrenie charakteristischer Symptome (bspw. Halluzinationen, desorganisierte Sprechweise und Verhalten).
Schizophrenieforme Störung und kurze psychotische Störungen	Psychotische Symptome	Dauer: weniger als 6 Monate bzw. mind.1 Tag, aber weniger als 1 Monat.
Schizoaffektive Störung	Psychotische Symptome	Gleichzeitiges Auftreten einer Major Depression/manischen Episode; affektive Symptome über den Großteil der akuten Phase vorhanden.

Tabelle 2: Fortsetzung

Diagnose	Gemeinsamkeiten	Abgrenzung
Schizotype (Persönlichkeits-)Störung	Verzerrungen des Denkens und der Wahrnehmung sowie Eigentümlichkeiten des Verhaltens	Symptomatik, die deutlich weniger stark ausgeprägt und mit überdauernden Persönlichkeitsmerkmalen assoziiert ist.
Affektive Störungen mit psychotischen Merkmalen	Psychotische Symptome	Psychotische Symptome kommen ausschließlich während affektiver Episoden vor.
Zwangsstörungen und Körperdysmorphe Störung mit geringer oder mangelnder Einsicht	Wahnhaft anmutende Gedanken	Zwangssymptome bzw. die anhaltende Beschäftigung mit dem eigenen Körper stehen im Vordergrund.
Posttraumatische Belastungsstörung	Halluzinatorischer Charakter von Flashbacks und/oder Hypervigilanz mit paranoidem Ausmaß	Vorhandensein eines traumatischen Erlebnisses und charakteristische Symptommerkmale wie Wiedererleben und Reagieren auf das Ereignis erforderlich.
Dissoziative Störungen	Bizarre Verhaltensauffälligkeiten – z. B. ein (dissoziativer) Stupor Derealisation und Depersonalisation ähneln Wahn und Halluzinationen	Symptomatik tritt eher isoliert auf und hat gegebenenfalls noch deutlichere Bezüge zu (traumatischen) Erlebnissen.
Autismus-Spektrum-Störung oder Kommunikationsstörungen	Psychoseähnliche Symptome	Früher Beginn; Abwesenheit ausgeprägter Halluzinationen und Wahnstörungen; Beeinträchtigung der sozialen Interaktion mit repetitivem und eingeschränktem Verhalten sowie andere kognitive Einbußen und Kommunikationseinschränkungen.

Unterschied schizoaffektive versus affektive Störung liegt v. a. im Verhältnis und zeitlichem Verlauf der Symptome

Die Unterscheidung einer schizoaffektiven Störung von einer affektiven Störung mit psychotischen Merkmalen ist manchmal schwer. Charakteristisch für eine schizoaffektive Störung ist eine Überlappung von affektiven Episoden mit psychotischen Episoden, wobei vorherrschende Wahnsymptome und/oder Halluzinationen über mindestens zwei Wochen auch *ohne* eine gleichzeitige affektive Episode auftreten müssen. Im Gegensatz dazu weisen Personen mit einer affektiven Störung mit psychotischen Merkmalen solche nur *während* der affektiven Episode(n) auf (siehe Tab. 2). Aufgrund dieser im Wesentlichen an zeitlichen Aspekten orientierten Unterscheidung kann es sein, dass sich die Diagnose im Laufe der Zeit verändert.

Dies ist der Fall, wenn sich beispielsweise das Verhältnis von affektiven zu psychotischen Symptomen und der Zeitverlauf ändern oder akute psychotische Symptome oder ausgeprägte Residualsymptome über einige Jahre anhalten, ohne dass eine weitere affektive Episode aufkommt.

Abgrenzung zu organischen Störungen

Alle Symptome, die bei Psychosen beobachtet werden, kommen auch bei spezifischen körperlichen Störungen vor. Ferner können organische Störungen parallel zu einer psychotischen Störung vorkommen. Daher ist der zeitliche Zusammenhang zwischen dem Auftreten bzw. der Verschlechterung der psychischen Symptomatik einerseits und den somatischen Befunden andererseits relevant. Die Abgrenzung zu körperlichen Störungen ist meist nur mit somatischen oder apparativen Untersuchungsverfahren zu treffen und ist Aufgabe der mitbehandelnden ärztlichen Kollegen. Dennoch halten wir es für wichtig, dass Psychologische Psychotherapeuten typische körperliche Erkrankungen kennen, die mit psychotischen Symptomen einhergehen. Tabelle 3 listet daher wichtige organische Störungen auf, die medizinisch von einer Schizophrenie abgegrenzt werden müssen.

Der zeitliche Zusammenhang zwischen psychischen und körperlichen Symptomen sollte beachtet werden

Tabelle 3: Organische Störungen, im Rahmen derer psychotische Symptome auftreten können (Falkai et al., in Druck)

Diagnose		**Gemeinsamkeiten**
Alkoholdelir		Desorientiertheit, illusionäre Verkennungen, visuelle Halluzinationen. Beim Wernicke-Korsakow-Syndrom kommt es auch zu Konfabulationen.
Epilepsien		Akustische, gustatorische und olfaktorische Halluzinationen und Störungen der Orientierung, insbesondere bei komplexen fokalen Anfällen mit einem Fokus im Temporallappen.
Entzündliche Prozesse	Herdenzephalitiden	Halluzinationen und Wahnphänomene.
	Neurolues (im Verlauf einer unbehandelten Syphilis auftretende Symptome)	Wahnphänomene, typischerweise (aber nicht ausschließlich) Größenwahn, v. a. im Spätstadium der Lues.
	Neuroborreliose (durch Zecken übertragene Infektion)	Visuelle Halluzinationen, v. a. im akuten Stadium.
	Multiple Sklerose	U. a. zentrale Paresen (unvollständige Lähmungen), Sensibilitätsstörungen, Ataxie.

Tabelle 3: Fortsetzung

Diagnose		Gemeinsamkeiten
	Huntington-Krankheit	im Frühstadium Affektlabilität, Persönlichkeitsveränderungen und mnestische Störungen, im Spätstadium Tendenz zur Verwahrlosung, gelegentlich paranoide Symptome.
	Narkolepsie	Hypnagoge Halluzinationen (Halluzinationen im Zusammenhang mit dem Einschlafen und Erwachen bzw. mit Wach- oder Schlafanfällen).

Zentralwirksame Substanzen können Symptome auslösen

Ferner können viele zentralwirksame Substanzen im Rahmen einer zu hohen Dosierung, einer Intoxikation oder bei abruptem Entzug psychoseähnliche Symptome auslösen. In Abbildung 2 sind beispielhaft solche Substanzen

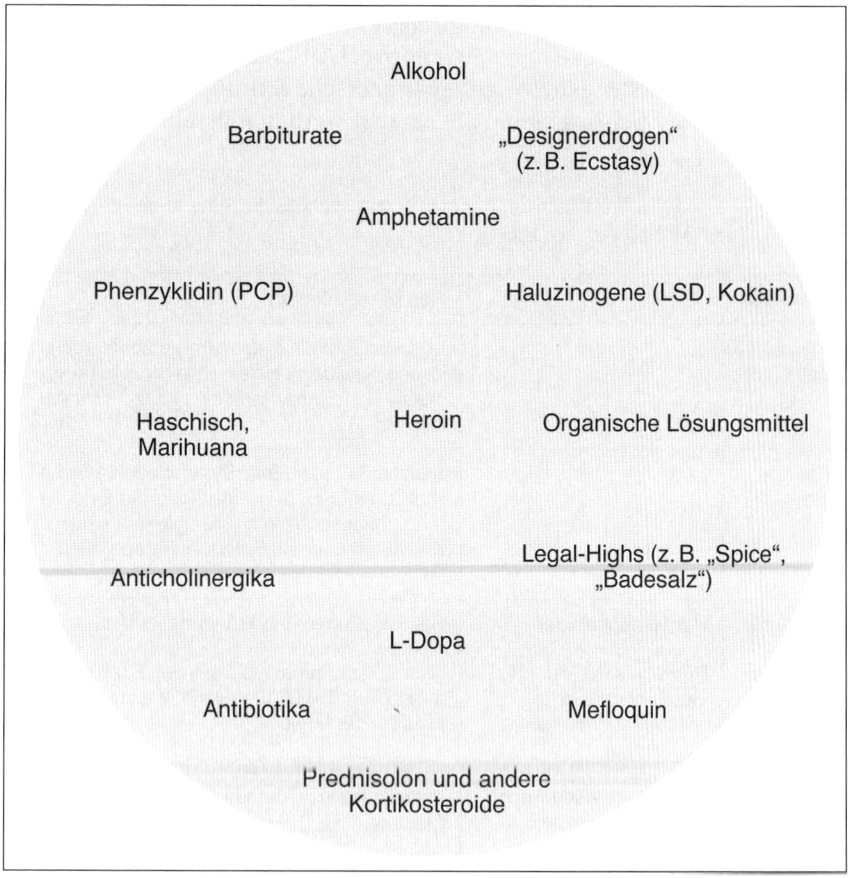

Abbildung 2: Beispiele für Substanzen, deren Intoxikation oder Entzug psychoseähnliche Symptome hervorrufen kann (vgl. Falkai et al., in Druck)

aufgeführt. Bei der Beurteilung der Drogenwirkung ist zu unterscheiden, ob es sich um eine unmittelbare Folge der Substanz handelt, die dann zurückgeht, oder ob es sich um die Auslösung einer dann prozesshaft ablaufenden Psychose durch die Drogeneinnahme handelt („drogeninduzierte Psychose“).

1.7 Komorbide psychische Störungen

Depression ist die häufigste komorbide Störung

Missbrauch von Cannabis ist häufig anzutreffen

Etwa 50 % der Patienten erfüllen irgendwann die Kriterien für eine komorbide Depression (Buckley, Miller, Lehrer & Castle, 2009). Ebenfalls häufig sind zudem Substanzmissbrauch und Abhängigkeit, die bei etwa 47 % der Patienten vorliegen. Hier begegnet uns in der Praxis oft der Missbrauch von Cannabis (siehe auch Kapitel 2.1.4). Panikstörungen treten in etwa 15 % der Fälle komorbid auf. Die Schätzung für die Höhe der Prävalenz für posttraumatische Belastungsstörungen liegt bei etwa 30 % und jene für Zwangsstörungen bei 23 % (Buckley et al., 2009). In der Praxis findet man zudem häufig Hinweise auf zugrunde liegende Persönlichkeitsstörungen oder -akzentuierungen, vor allem selbstunsicher-vermeidende Persönlichkeitszüge.

Komorbide Störungen sind ungünstig für den Verlauf

Interessant ist die Frage, ob komorbide Störungen eher Folge der psychotischen Störung sind (z. B. Sucht als Folge von Bewältigungsversuchen, PTBS als Folge des Traumas der Psychose) oder der Störung vorangehen und somit eher einen Risikofaktor darstellen. Diese Fragen lassen sich aufgrund der Komplexität des Verlaufs und Störungsbildes bislang nicht zweifelsfrei klären. Da aber das ganze Spektrum der komorbiden Störungen in allen Störungsphasen inklusive der Prodromalphase nachweisbar ist (Buckley et al., 2009), scheint es sich zumindest nicht lediglich um Folgestörungen zu handeln. Im Hinblick auf Cannabismissbrauch häufen sich die Belege, dass der Konsum von Cannabis spätere Schizophrenie vorhersagt (siehe Kapitel 2.1.4). Ferner können sich komorbide Störungen ungünstig auf den weiteren Verlauf auswirken (Buckley et al., 2009). Missbräuchlicher Substanzkonsum geht z. B. häufig mit niedrigerer Adhärenz zur Behandlung einher. Insofern sollten komorbide Störungen sowohl in der Diagnostik als auch in der Behandlung gesonderte Aufmerksamkeit erfahren.

Suizidrate bei Schizophrenie

Im Zusammenhang mit komorbider Depression ist auch die hohe Suizidrate bei Schizophrenie zu beachten. Die Rate versuchter Suizide wird in verschiedenen Studien auf etwa 20 bis 40 %, die der vollendeten Suizide auf 5 bis 10 % geschätzt. Ein besonderes Suizidrisiko besteht bei Betroffenen mit ausgeprägter Depressivität in der Residualphase, wenn die psychotische Erkrankung und ihre möglichen Konsequenzen verarbeitet werden.

1.8 Begleitprobleme

Neuropsychologische Befunde

Neuropsychologische Funktionseinschränkungen liegen in den Bereichen Intelligenz, Aufmerksamkeit, Gedächtnis und exekutive Funktionen

Neuropsychologische Funktionseinschränkungen stellen ein häufiges und prominentes Merkmal psychotischer Störungen dar (Überblick in Exner & Lincoln, 2012). Die Leistungen von Patienten mit Schizophrenie liegen in den Bereichen Intelligenz, Aufmerksamkeit, Gedächtnis und exekutiven Funktionen im Mittel etwa eine Standardabweichung unter denen gesunder Kontrollpopulationen (siehe Abb. 3).

Solche Leistungsminderungen werden bereits im Prodromalstadium deutlich und sind in leichterer Form auch bei gesunden Verwandten von Patienten mit Schizophrenie nachweisbar. Allerdings muss auch die Frage der Spezifität berücksichtigt werden. Zieht man als Vergleichsgruppe anstelle der gesun-

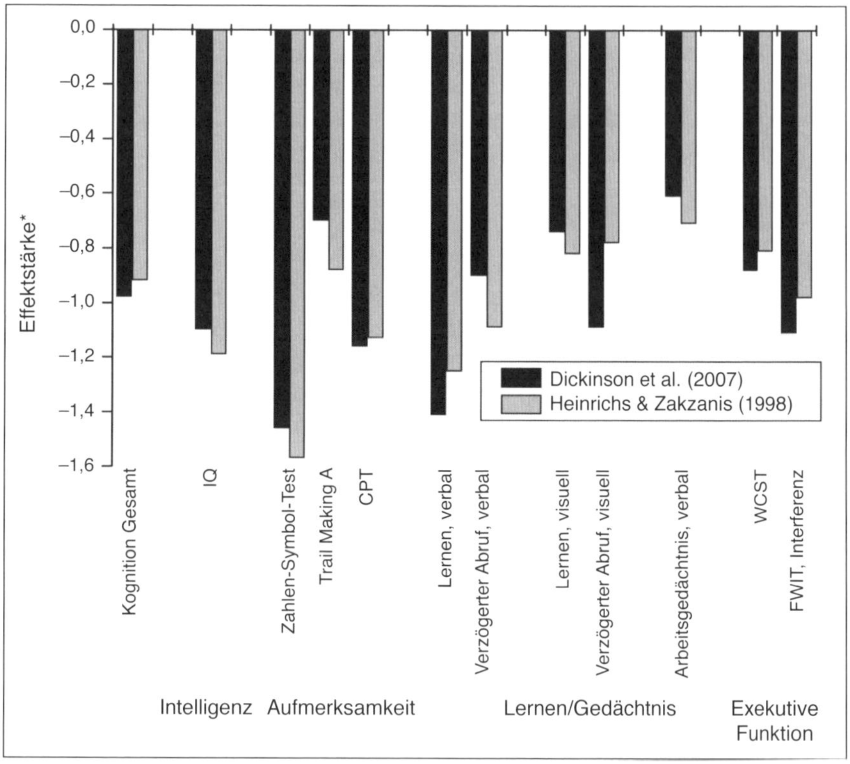

Abbildung 3: Vergleichende Darstellung der mittleren Effektstärken (*standardisierte Mittelwertsdifferenz) in zentralen kognitiven Funktionsbereichen aus zwei Metaanalysen zu neuropsychologischen Störungen bei Schizophrenie. *IQ*: Intelligenzquotient, *CPT*: Continuous Performance Test, *WCST*: Wisconsin Card Sorting Test, *FWIT*: Farbe-Wort-Interferenztest (aus Exner & Lincoln, 2012)

den Probanden beispielsweise Patienten mit affektiven Störungen heran, fallen die Unterschiede deutlich geringer aus und sind im Vergleich zu Patienten mit bipolaren Störungen sogar kaum noch vorhanden. Diese mangelnde Spezifität neurokognitiver Beeinträchtigung hat auch maßgeblich dazu beigetragen, sie nicht als Kriterium A-Merkmal in das DSM-5 aufzunehmen. Ferner gibt es Faktoren, die bedacht werden müssten, bevor die Studienbefunde überhaupt als neurokognitives *Defizit* interpretiert werden. In einer eigenen Studie zum Vergleich von Patienten mit psychotischen Störungen und Gesunden in einem ambulanten Setting fanden wir z. B. vergleichsweise geringere Gruppenunterschiede, die z. T. sogar gänzlich verschwanden, wenn man das subjektive und psychophysiologisch messbare Stressniveau der Patienten kontrollierte. Andere Studien weisen darauf hin, dass die Testleistungen von Patienten mit Schizophrenie schlechter sind, wenn diese von vornherein davon ausgehen, dass nach „Defiziten" gesucht wird. Gegebenenfalls sind mangels Berücksichtigung solcher Faktoren die Testergebnisse zu Ungunsten der Patienten also im Durchschnitt etwas unterschätzt worden. Interessanterweise zeigen die neuropsychologischen Befunde keine relevanten Zusammenhänge zur Positivsymptomatik und auch die Korrelation mit Negativsymptomatik ist eher klein. Am deutlichsten sind sie mit dem Ausmaß funktioneller Selbstständigkeit im Alltag assoziiert (Exner & Lincoln, 2012).

Bei den Befunden zu neuropsychologischen Funktionseinbußen muss berücksichtigt werden, dass diese nicht spezifisch für Schizophrenie sind, sowie durch Stress oder fehlende Motivation mit erklärt werden können

Somatische Beschwerden

Patienten mit Schizophrenie sterben im Durchschnitt etwa 15 bis 20 Jahre früher als gesunde Kontrollpersonen. Für die verkürzte Lebenserwartung sind vor allem körperliche Beschwerden und somatische Komorbiditäten verantwortlich. Ferner erschweren oft unentdeckte und unbehandelte somatische Erkrankungen die Genesung. Zu diesen Erkrankungen zählen vor allem metabolische und kardiovaskuläre Erkrankungen, Krebs, Infektionen, chronisch-obstruktive Lungenerkrankung und sexuelle Dysfunktionen (Hasan & Wobrock, 2016), von denen einige auch eine Folge der Medikation sind. Die unzureichende Versorgung körperlicher Erkrankungen ist u. a. auch auf stigmatisierende Einstellungen gegenüber Psychosepatienten zurückzuführen (Sullivan et al., 2015). Psychotherapeuten sollten dies im Hinterkopf behalten und ihre Patienten zu regelmäßigen Abklärungen bei Allgemein- und Fachärzten motivieren.

Patienten mit Schizophrenie leben deutlich kürzer. Hierfür sind vor allem somatische Erkrankungen verantwortlich, die oft unzureichend behandelt werden

Psychosoziale Probleme

Die berufliche und soziale Situation kann sowohl durch die Störung selbst, sowie die eingesetzte Medikation und die dadurch verursachten Nebenwirkungen stark belastet sein. Nur etwa einem Drittel gelingt es, im Langzeitverlauf einer regulären Lohnarbeit nachzugehen. Vor allem Männer haben Probleme, eine partnerschaftliche Beziehung einzugehen. Ferner wird die psychosoziale Integration durch Fremd- und Selbststigmatisierung erschwert,

Viele Patienten leiden unter dauerhaften und vielfältigen psychosozialen Problemen

die sich auf verschiedene Bereiche des Lebens auswirkt und vermutlich auch mit dazu beiträgt, dass Patienten mit Schizophrenie ein signifikant erhöhtes Risiko haben, Opfer einer Gewalttat oder eines Tötungsdeliktes zu werden.

1.9 Probleme aus Sicht der Patienten und Anlass für die Behandlung

Betroffene kommen mit vielfältigen Problemen in die Behandlung. Dies können die Symptome selbst aber auch Folgeprobleme der Störung oder der bisherigen Behandlung sein

Der konkrete Therapieanlass variiert aufgrund der Vielfältigkeit der Störung von Patient zu Patient. Manche kommen zur Therapie, weil sie aufgrund ihrer Wahnsymptomatik oder auffälliger Verhaltensweisen (siehe Fallbeispiel „Herr N.“, der Möbel im Garten sammelt) mit anderen anecken (Angehörige, Behörden, Nachbarn). Anderen ist es wichtig, mit der Störung und der Diagnose umgehen zu lernen, depressive Folgesymptome zu bewältigen und Rückfälle zu vermeiden. Patienten, die erst kürzlich mit dem Gesundheitssystem in Kontakt gekommen sind, sind noch dabei, abzuschätzen, was die diagnostizierte psychische Störung für sie und ihre weitere Lebensplanung bedeutet. Viele Patienten sind extrem verunsichert, leiden unter dem vermeintlichen Kontrollverlust und dem Gefühl, „der eigenen Wahrnehmung nicht trauen zu können“. Sie fühlen sich durch die Erkrankung stigmatisiert oder schämen sich für die Diagnose, haben Angst, nicht mehr ernst genommen zu werden oder gar entmündigt zu werden. Nicht wenige haben das auch tatsächlich erlebt. Für viele waren die Krankenhausbehandlungen traumatisch, vor allem, wenn sie dort gegen ihren Willen behandelt wurden. Ebenso können die Folgen der Medikation ein wichtiges Thema, manchmal sogar alleiniger Vorstellungsanlass sein. Es ist daher eine wichtige Aufgabe des Therapeuten, dem Patienten Hoffnung zu vermitteln, Selbstwirksamkeit aufzubauen und auf Ressourcen zu fokussieren.

2 Ätiologische Faktoren und Erklärungsmodelle

2.1 Risikofaktoren

Wir haben es nach aktuellem Forschungsstand bei Psychosen mit multifaktoriell bedingten psychischen Störungen zu tun, bei denen unterschiedliche Faktoren und ihre Interaktionen jeweils einen kleinen Beitrag zur Entstehung oder Aufrechterhaltung leisten.

2.1.1 Genetische Faktoren

Familien-, Zwillings- und Adoptionsstudien weisen auf eine hohe erbliche Komponente von Psychosen hin. So steigt das Risiko, an Schizophrenie zu erkranken, das in der Allgemeinbevölkerung bei ca. 1 % liegt, bei entfernteren Verwandten (Enkel, Nichten bzw. Neffen) auf ca. 2 bis 3 %, bei Geschwistern von Personen mit Schizophrenie schon auf ca. 10 % an. Bei Kindern von zwei Elternteilen mit Schizophrenie liegt das Risiko dann schon bei 20 bis 40 % und bei eineiigen Zwillingen von Schizophreniepatienten bei 50 %. Zwillingsstudien zeigen übereinstimmend höhere Konkordanzraten für schizophrene Störungen bei eineiigen gegenüber zweieiigen Zwillingen (ca. 50 % versus ca. 15 %). Metaanalytische Zusammenfassungen von Zwillingsstudien kommen zu der Einschätzung, dass ca. 80 % der Varianz in der Anfälligkeit für schizophrene Störungen auf genetische Einflüsse zurückgehen (P. F. Sullivan, Kendler & Neale, 2003). Neuere Schätzungen mit verbesserter Methodik, die Nationalregister anstelle von Krankenhausregistern verwenden, kommen allerdings zu niedrigeren Prozentangaben von 64 bis 71 % (Wray & Gottesman, 2012).

Ein großer Teil der Varianz in der Anfälligkeit für Psychosen geht auf genetische Einflüsse zurück

Merke:

Selbst eine Schätzung von 80 % ist nicht so zu interpretieren, dass die Ursachen von Schizophrenie zu 80 % erblich sind und Umweltfaktoren eine nur geringfügige Rolle für die Ätiologie spielen. Im Grunde drücken diese Angaben lediglich aus, dass bei einer 100 % gleichen Umwelt genetische Unterschiede zu 80 % erklären könnten, ob jemand an Schizophrenie erkrankt.

Nach aktuellem Stand sind über 100 genetische Risikovarianten für die Schizophrenie identifiziert. Ein Teil dieser Gene ist dabei für die Kodierung von Proteinen relevant, die neuronale Plastizität und Erregbarkeit modulieren sowie in den dopaminergen und glutamatergen Stoffwechseln eine Rolle spielen. Man schätzt, dass mehr als 8.000 Variationen eines einzelnen Basenpaars für die Pathophysiologie der Schizophrenie verantwortlich sind. Bei den Kandidatengenen handelt es sich meist um normale Varianten eines Allels, die auch in der gesunden Bevölkerung verbreitet sind. Jede einzelne dieser Genvarianten beeinflusst das Erkrankungsrisiko nur um wenige Prozentpunkte. Additive Effekte von „Risikogenen" in unterschiedlichen Kombinationen, Gen-Umwelt-Interaktionen, oder auch Gen-Gen-Interaktionen, erhöhen dann die Vulnerabilität für die Störung. Der jeweils aktuelle Stand der Evidenz hinsichtlich möglicher Kandidatengene kann in der Online-Datenbank „SchizophreniaGene"[4] abgerufen werden.

Jede Genvariation, die mit Schizophrenie assoziiert ist, hat für sich genommen nur einen sehr kleinen Einfluss – ihre Kombinationen und Interaktionen, auch mit der Umwelt, sind das Entscheidende

4 Zugriff am 14. 10. 2016. Verfügbar unter http://www.szgene.org/.

2.1.2 Neurochemische Veränderungen

Das dopaminerge System hat am meisten Aufmerksamkeit erfahren, wenngleich andere Transmittersysteme auch relevant sind

Neurochemische Modelle von psychotischen Störungen gehen von gestörten Neurotransmittersystemen aus. Die wichtigste Rolle spielt dabei bislang das dopaminerge System. Dieses ist unterteilt in vier Subsysteme mit unterschiedlichen Funktionen. Das mesolimbische System verbindet die ventrale tegmentale Hirnregion (eine Region des Mittelhirns, welche aus dopaminergen, GABAergen und glutamatergen Neuronen besteht) mit dem limbischen System und wird auch „Belohnungssystem" genannt, da es eine zentrale Rolle für Motivation einnimmt. Daneben existieren das für motorische Kontrolle relevante nigrostriatale System, das mit dem mesolimbischen System eng verwandte mesokortikale System, das für kognitive Kontrolle, Motivation und emotionale Reaktionen relevant ist, und das tubero-infundibuläre System, welches u. a. Dopamin vom Hypothalamus zur Hypophyse transportiert. Neuroleptika[5] blockieren Dopaminrezeptoren (vor allem Rezeptoren des Typs D_2) im mesolimbischen System und reduzieren somit die Dopaminaktivität in dieser Hirnregion, was u. a. eine Reduktion psychotischer Symptome zur Folge hat. Gleichzeitig werden Dopaminrezeptoren in anderen Systemen blockiert, was unerwünschte Nebeneffekte hervorrufen kann, insbesondere Bewegungsstörungen.

Die Annahme, dass Symptome durch eine übermäßige postsynaptische Dopaminaktivität in limbischen Strukturen bedingt sind, hat sich als falsch herausgestellt

Aus der antipsychotischen Wirkung der D_2-Antagonisten wurde zunächst geschlossen, dass psychotische Symptome durch eine postsynaptische Regulationsstörung im Dopaminstoffwechsel verursacht werden, was wiederum zu einer übermäßigen Dopaminaktivität in limbischen Strukturen führt. Jedoch stellte sich diese Hypothese als eine allzu grobe Vereinfachung heraus. Zum einen weisen Neuroleptika zweiter Generation (atypische Neuroleptika), die ab den 1990ern entwickelt wurden, eine höhere Affinität zu D_3- und D_4-Rezeptoren und einigen Serotoninrezeptoren (z. B. 5-HT_{2A}, 5-HT_{2C}) auf. Atypische Neuroleptika, wie Clozapin oder Risperdal, sind beispielsweise auch Serotonin-Wiederaufnahmehemmer. Auch weitere pharmakologische Befunde weisen auf eine potenzielle Relevanz anderer Transmittersysteme hin. Zum Beispiel können als Anästhetika entwickelte Substanzen, wie Phencyclidin oder Ketamin, die bestimmten Glutamat-Rezeptoren Bindungsstellen blockieren, psychoseähnliche Zustände bewirken und man weiß, dass die halluzinogene Wirkung von LSD oder Meskalin vor allem über die Stimulation von Serotonin-Rezeptoren vermittelt wird. Eine andere Beobachtung, die gegen die „einfache Dopaminhypothese" spricht, ist, dass psychotische Symptome nach der Einnahme der Neuroleptika erst mit zeitlicher Verzöge

5 Inzwischen wird oft der Begriff Antipsychotika verwendet. Diese Bezeichnung liegt vermutlich auch im Interesse der Pharmaindustrie, weil sie einen spezifischeren Wirkmechanismus suggeriert (Whitaker, 2010). Da der Wirkmechanismus noch weitestgehend unverstanden ist, halten wir an dem ursprünglichen Begriff Neuroleptika (den man recht gut mit Nervendämpfung übersetzen kann) fest.

rung zurückgehen. Dies spricht jedenfalls dagegen, dass ein einfacher Blockmechanismus für den therapeutischen Effekt verantwortlich ist. Ferner fehlen belastbare Belege für eine postsynaptische Dysregulation von Dopamin. Hinweise für schizophreniespezifische Abweichungen im dopaminergen System finden sich lediglich auf präsynaptischer Ebene in Form einer vermehrten Dopaminproduktion, die nicht auf das limbische System begrenzt ist (Howes & Murray, 2014). Welche Rolle Dopamin aber genau im Hinblick auf die Störungsentwicklung spielt, ist weiterhin unverstanden. Nichtsdestotrotz gibt es interessante theoretische Modelle, die die Vorstellung einer dopaminergen Dysfunktion mit dem phänomenologischen Erleben der Positivsymptomatik in Beziehung setzen, indem sie die zentrale Rolle des Dopamins in der Vermittlung von Bedeutung zu Ereignissen unterstreichen. Dabei wird postuliert, dass ein dysregulierter, hyperdopaminerger Zustand eine anormale Zuweisung von Bedeutung von äußeren Ereignissen begünstigt, woraus dann Beziehungswahn und andere Wahnvorstellungen resultierten (siehe zum Beispiel Howes & Murray, 2014).

PET-Studien weisen auf eine übermäßige präsynaptische Dopaminsynthese hin, die stressbedingt sein könnte. Die genaue Rolle von Dopamin in der Störungsgenese ist noch unverstanden

Im Hinblick auf die Wirkweise der Neuroleptika wird mittlerweile eher davon ausgegangen, dass sie zu langsamen und bleibenden Veränderungen der Gehirnzellen führen, welche das Zusammenspiel des dopaminergen Systems mit einigen anderen Neurotransmittersystemen (vor allem dem glutamatergen System, aber auch dem GABAergen und serotonergen System) sowie Neuromodulatoren und Second messenger-Systemen beeinflussen, und dass dies für den therapeutischen Effekt verantwortlich sein könnte. Die genauen Wirkmechanismen sind aber auch hier noch nicht verstanden.

Die genauen Wirkmechanismen der Neuroleptika sind bis heute nicht verstanden

Merke:

Aufgrund des Fehlens eines empirisch gestützten biochemischen Modells der Schizophrenie und der vielen offenen Fragen bezüglich der Wirkweise der Medikation halten wir es für problematisch, Patienten im Rahmen der Psychoedukation zu vermitteln, dass etwas mit ihrem Neurotransmittersystem im Gehirn nicht in Ordnung sei und dass diese „Dysfunktion" durch die Medikation korrigiert werde. Solche biologischen Erklärungen stellen nicht nur unzulässig grobe Vereinfachungen da, sondern bergen auch die Gefahr, dass die psychische Störung als unkontrollierbar wahrgenommen wird.

2.1.3 Veränderungen der Hirnstruktur und -funktion

In Metaanalysen finden sich geringfügige Reduktionen des Gesamtgehirnvolumens von Personen mit einer Schizophrenie (ca. 3 %), die vor allem auf Volumenminderungen im Hippocampus-Amygdala-Komplex, im supe-

Es gibt Hinweise auf Hirnvolumenminderungen bei Schizophrenie, deren Ursache, Auswirkung und Verlauf noch nicht in Gänze verstanden sind

rioren temporalen und frontalen Kortex und im Thalamus zurückgehen. Ferner findet sich, vermutlich als Folge der mediotemporalen Volumenminderungen, dass die Seitenventrikel und der 3. Ventrikel von Personen mit Schizophrenie um ca. 25 bis 30 % vergrößert sind. Dabei gibt es Hinweise darauf, dass die Volumenänderungen bereits vor der Störung oder im Übergangszeitraum zur Psychose auftreten (Exner & Lincoln, 2012). Verfahren, die die Integrität der Faserverbindungen im Gehirn darstellen, zeigen Abweichungen vom normalen Verbindungsmuster bei Personen mit Schizophrenie. Ebenso wurden in mikroanatomischen Untersuchungen, an Gehirnen verstorbener Patienten, zytoarchitektonische Veränderungen im präfrontalen Kortex und im Hippocampus festgestellt. Dabei scheint weniger die Anzahl der Neuronen reduziert zu sein, sondern vielmehr die Dichte der Synapsen. Die veränderte Schichtung und Vernetzung der Neurone könnte auf eine reduzierte Konnektivität, d. h. Kommunikation von präfrontalem Kortex und Hippocampus mit anderen Hirnarealen hindeuten (Exner & Lincoln, 2012). Ausgeprägtere Verluste der Gehirnsubstanz waren in einigen Studien mit einer Verschlechterung, Funktionsauffälligkeiten in Lern- und Gedächtnistests und mit einer geringeren Aktivierung in frontalen Hirnarealen (sogenannte Hypofrontalität) assoziiert, wobei dies nicht konsistent gefunden wird. Kleine Stichproben, selektive Berichterstattung und das Risiko einer Publikationsverzerrung erschweren die Interpretierbarkeit der Befunde in diesem Bereich erheblich.

Es wird spekuliert, dass eine geringere Dichte der Synapsen zu einer verringerten Kommunikation zwischen Hirnregionen führt, was die Störung begünstigen könnte

Die Ursachen für die Strukturveränderungen sind noch weitestgehend unverstanden. Diese könnten genetisch, im Sinne einer Prädisposition für Störungen der Hirnentwicklung und -reifung, determiniert sein. Sie könnten auch eine Folge früher externer Einflüsse (z. B. Geburtskomplikationen mit Sauerstoffmangel), früher Stressoren und Traumatisierung, auf die gerade die Hippocampusregion sehr anfällig reagiert, sein. Ferner könnten sie – und darauf deuten einige Studien hin – eine Folge jahrelanger Neuroleptikaeinnahme sein (Murray et al., 2016).

Schließlich muss berücksichtigt werden, dass, obwohl hirnmorphologische Veränderungen bei Schizophrenie konsistent festgestellt wurden, Überlappungen der Hirnvolumenverteilungen zwischen Personen mit Schizophrenie und gesunden Probanden sehr groß sind. Das Gehirnvolumen von Menschen unterliegt einer großen Varianz, die durch viele Faktoren beeinflusst wird; innerhalb dieses Gefüges trägt Schizophrenie nur mit wenigen Prozentpunkten bei. Ferner treten einige der beschriebenen Veränderungen auch bei anderen psychischen Störungen auf, z. B. bei affektiven Störungen (Exner & Lincoln, 2012) und die Frage ihrer Spezifität für Schizophrenie ist daher Gegenstand fortlaufender Untersuchungen.

2.1.4 Externale Einwirkungen

Geburtskomplikationen und Geburtsmonat. Geburtskomplikationen verdoppeln das Risiko, vor dem 25. Lebensjahr mit Schizophrenie diagnostiziert zu werden (Khandaker, Zimbron, Lewis & Jones, 2013). Zu den Komplikationen gehören fieberhafte Erkrankungen oder Unterernährung der Mutter während der Schwangerschaft sowie Atemstillstand des Kindes während oder unmittelbar nach der Geburt. Für die Rolle von Infektionserkrankungen der Mutter während der Schwangerschaft sprechen zudem Befunde, die zeigen, dass Menschen, die in den späten Wintermonaten geboren wurden, ein leicht erhöhtes Risiko haben, eine Schizophrenie zu entwickeln. Die Frage, ob es kritische Perioden während der Schwangerschaft gibt, bei denen Infektionen mehr Risiko bergen als in anderen, bedarf weiterer Untersuchung.

Geburtskomplikationen verdoppeln das Risiko für Schizophrenie

Cannabiskonsum. Der Einfluss von Cannabiskonsum oder Missbrauch als kausaler Einflussfaktor wird kontrovers diskutiert. Es liegt einerseits nahe, aufgrund des Einfluss von Cannabinoiden auf die dopaminerge, glutamaterge und GABAerge Neurotransmission zu erwarten, dass Cannabiskonsum psychotische Symptome induzieren kann. In Metaanalysen von Kohortenstudien wurde zudem tatsächlich ein zeitlicher Zusammenhang zwischen Cannabiskonsum im Pubertäts- oder jungem Erwachsenenalter und späterer Schizophrenie mit einer Odd's Ratio von etwa 2.0 gefunden. Ferner finden sich Assoziationen zwischen der Menge des konsumierten Cannabis und dem Risiko der Entwicklung einer anhaltenden Psychose sowie zwischen fortgesetztem Cannabiskonsum und psychotischen Rückfällen. Dies legt zumindest nahe, dass Cannabis auch einen ursächlichen Einfluss haben könnte, auch wenn die Interaktionen mit anderen Risikofaktoren besonders berücksichtigt werden müssen (Falkai et al., in Druck). Gegen die Annahme, dass Cannabis eine Ursache ist, wird argumentiert, dass trotz der Zunahme des Gebrauchs von Cannabis keine Zunahme der Inzidenz der Schizophrenie zu verzeichnen ist, die Prävalenz von Schizophrenie nicht in proportionalem Verhältnis zur Prävalenz von Cannabiskonsum steht und nie eindeutige Beziehungen zwischen Erkrankungsraten und Cannabiskonsumraten in einer Gesellschaft gefunden wurden. Aus therapeutischer Perspektive bedeuten diese Befunde, dass monokausale Erklärungen („Schuld war Ihr Cannabiskonsum") vermieden werden sollten.

Obwohl Cannabiskonsum bei Personen mit psychotischen Störungen gehäuft auftritt, sind sich Forscher nicht einig, ob Cannabis Psychosen verursacht

Kritische Lebensereignisse. Als kritische Lebensereignisse werden wesentliche Veränderungen im Leben gewertet, die maßgebliche Veränderungen mit sich bringen und eine große Herausforderung für die Anpassungsleitung eines Individuums darstellen (z. B. Arbeitsplatzverlust, Scheidung, Wohnortwechsel, Elternschaft). Untersuchungen zum Einfluss

Studien finden eine Häufung von kritischen Lebensereignissen im Vorfeld von psychotischen Episoden

von Lebensereignissen und Schizophrenie vergleichen in der Regel die Anzahl von Lebensereignissen in der Zeit vor dem Beginn einer psychotischen Episode mit der Anzahl von Lebensereignissen während gesunder Episoden oder mit der Häufigkeit von Lebensereignissen in einer Vergleichsgruppe. Diese Studien bestätigen überwiegend eine Häufung von kritischen Lebensereignissen vor einer psychotischen Episode (Beards, Gayer-Anderson, Borges, Dewy & Fisher, 2013). Daraus wird gefolgert, dass kritische Lebensereignisse das Auftreten psychotischer Symptome begünstigen. Die retrospektiven Designs lassen eine solche Schlussfolgerung strenggenommen jedoch nicht zu und es bleibt unklar, ob mehr belastende Ereignisse zu einem Anstieg der Symptomatik führen oder ob im Gegenteil Symptome eine Zunahme an Belastungen (z. B. Trennung, Arbeitsplatzverlust) begünstigen. Vermutlich spielen beide Wirkmechanismen eine Rolle.

Kindheitstraumata. Nachdem Arbeiten zum Zusammenhang von Traumata und Schizophrenie aufgrund von methodischen Schwächen fast schon in Verruf gekommen waren, ist das Thema, gemeinsam mit anderen sozialen Risikofaktoren, in den letzten 10 Jahren wieder stärker in den Fokus des Forschungsinteresses gerückt. Um zumindest einige Probleme der retrospektiven Untersuchungsdesigns zu umgehen, haben einige Forscher und Forscherinnen Untersuchungen zum korrelativen Zusammenhang zwischen Trauma und psychotischer Symptomatik in der Bevölkerung oder innerhalb großer Patientendatenbanken durchgeführt. In einer sehr großen bevölkerungsrepräsentativen Umfrage befragten zum Beispiel Scott et al. (2007) über 10.000 Personen zu Traumata, psychotischen Symptomen und Symptomen einer Posttraumatischen Belastungsstörung (PTBS). Sie fanden, dass Traumata ohne nachfolgende PTBS mit einem erhöhten Risiko für Wahnsymptome einhergingen. Die zusätzliche Diagnose von PTBS erhöhte das Risiko für Wahnsymptome noch weiter. Des Weiteren gingen mehr traumatische Erfahrungen mit stärker ausgeprägter Symptomatik einher (Dose-Response Beziehung). In einer umfassenden Metaanalyse zum Thema werteten Varese und Kollegen (2012) 36 Studien mit unterschiedlichen Designs aus. Unabhängig vom Studiendesign zeigten sich im Mittel signifikante und ausgeprägte Zusammenhänge zwischen Traumata und psychotischen Störungen. Die Fall-Kontrollstudien ergaben, dass Personen mit einer psychotischen Störung etwa 2,7-mal so häufig Kindheitstraumata ausgesetzt waren als Kontrollpersonen. Auch in dieser Metaanalyse gab es deutliche Hinweise darauf, dass häufigere Traumatisierung mit einem stärkeren Ausmaß der psychotischen Symptome assoziiert ist. In Abbildung 4 sind die Effekte für unterschiedliche Arten von Traumata abgebildet. Für die klinische Praxis bedeutet dies, dass Berichte von Patienten über Traumatisierung ernst genommen und nicht als Teil des Wahns abgetan werden sollten.

Die Evidenz für eine Häufung traumatischer Ereignisse bei Psychosen findet sich konsistent – ebenso der Hinweis auf eine Dosis-Wirkungs-Beziehung

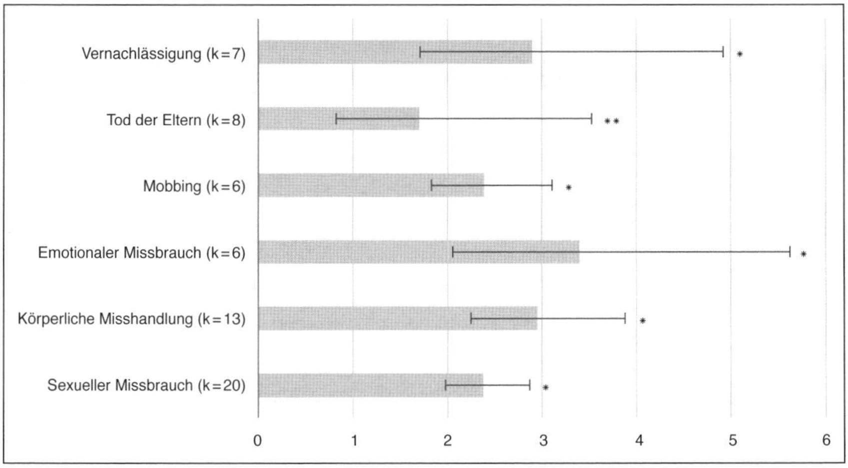

Abbildung 4: Zusammenhänge von negativen Lebensereignissen und Traumata mit Psychosen (Odds Ratio, 95 % KI; k = Anzahl der Studien in der jeweiligen Metaanalyse; * = 95 % Konfidenzintervall, $p < .001$; ** = 95 % Konfidenzintervall, $p = .154$.; Varese et al., 2012)

Ein Migrationshintergrund erhöht das Risiko für eine psychotische Störung umso mehr, je mehr Diskriminierung die ethnische Gruppe ausgesetzt ist

Migration und Diskriminierung. Auch soziale Stressoren tragen zum Auftreten oder zur Intensivierung psychotischer Symptome bei. Besonders eindeutige Nachweise liegen im Hinblick auf Migration und reale Diskriminierungserfahrungen vor. In einer Metaanalyse von 40 Studien fanden Cantor-Graae und Selten (2005), dass Migranten der ersten Generation im Vergleich zur Normalbevölkerung ein 2,7-fach erhöhtes gewichtetes relatives Risiko für eine psychotische Störung aufwiesen. Interessanterweise war das Risiko für Migranten der zweiten Generation sogar noch höher. Dabei erwies sich das Schizophrenie-Risiko für Migranten aus Entwicklungsländern als noch größer als für Migranten aus entwickelten Ländern. Einige Studien belegen zudem eindrucksvoll, dass reale Diskriminierungserfahrung einen Einfluss auf die Entwicklung von Psychosen haben könnte. So fand eine niederländische Studie, die die Rate neu auftretender Fälle (Inzidenz) von Schizophrenie bei gebürtigen Holländern mit der Rate in verschiedenen ethnischen Minoritäten verglich, dass die Inzidenz mit dem Ausmaß der Diskriminierung der jeweiligen ethnischen Minorität anstieg. Wie in der Tabelle 4 zu sehen ist, war die Inzidenz in der Gruppe der Marokkaner, die in den Niederlanden der höchsten Diskriminierung ausgesetzt sind, am höchsten, bei Immigranten aus westli chen Ländern war sie gegenüber den gebürtigen Niederländern hingegen kaum erhöht (Veling et al., 2008). Zu ähnlichen Ergebnissen kommen auch andere Studien.

Tabelle 4: Inzidenzraten psychotischer Störungen und Zugehörigkeit zu ethnischen Gruppen, die in den Niederlanden in unterschiedlichem Ausmaß diskriminiert werden (Veling et al., 2008)

Ausmaß an Diskrimination	Ethnische Zugehörigkeit	IRR	95% KI*
Hoch			
	Marokko	3.51	2.56–4.83
Mittel		1.84	1.44–2.36
	Niederländische Antillen	1.54	0.87–2.74
	Surinam	2.05	1.52–2.77
	Andere nicht-westliche Länder	1.73	1.28–2.35
Niedrig			
	Türkei	1.41	0.96–2.07
Sehr niedrig			
	Westliche Länder	1.17	0.76–1.81
	Niederländische Einheimische	1.00	

Anmerkungen: IRR = Incidence Rate Ratio; KI = Konfidenzintervall; * = Werte korrigiert für Alter, Geschlecht und sozio-ökonomischen Status der näheren Umgebung.

Ferner weisen einige prospektive Langzeituntersuchungen daraufhin, dass Kinder, die von anderen gemobbt und gehänselt werden, ein erhöhtes Risiko haben, später eine psychotische Störung zu entwickeln (Wolke, Lereya, Fisher, Lewis & Zammit, 2014).

Patienten, die nach der Akutbehandlung in „High EE"-Familien zurückkehren, werden häufiger rückfällig als solche, die in „Low EE"-Familien zurückkehren

Familiäre Stressoren (Expressed Emotion). Die Bedeutung chronischer sozialer Stressoren kommt auch in der Expressed Emotion (EE)-Forschung zum Ausdruck, die die Grundlage für die verhaltenstherapeutische Familienbetreuung bildet. Das Konzept der EE unterteilt Familien von Patienten in „high EE" und „low EE". Eine Familie wird als „high EE" eingestuft, wenn sich in der Familie ein Mitglied findet, dessen Kommunikationsstil dem Patienten gegenüber von übermäßiger Kritik (Ausdruck von Missbilligung, Ärger, Abneigung oder Groll gegenüber dem Patienten), Feindseligkeit (Missbilligung des Patienten aufgrund überdauernder persönlicher Eigenschaften, z. B. in Form generalisierender und persönlich abwertender Äußerungen) oder auch emotionalem Überengagement (z. B. Überfürsorglichkeit oder Abhängigkeit des eigenen Zustandes vom Zustand des Patienten) geprägt ist. Wie Abbildung 5 zu entnehmen ist, zeigten zahlreiche Studien in verschiedenen Ländern, dass Patienten, die nach einer Akutbehandlung in Familien zurückkehrten, deren Kommunikationsstil von „high EE" gekennzeichnet war, häufiger rückfällig wurden als solche, die in sogenannte „Low EE"-Familien zurückkehrten. Von 27 metaanalytisch ausgewerteten Studien fanden 24 diesen Effekt. Die mittlere Effektstärke über alle Studien lag bei $r = .30$. Noch deutlicher fallen die Unterschiede allerdings bei affektiven Störungen und Essstörungen aus (Butzlaff & Hooley, 1998). Problematisch an der Klassifizierung eines Angehörigen als „high EE" sind die implizit negativen Beurteilungen des Angehörigen und die für die Störungsbewältigung damit einhergehenden ungünstigen Schuldzuweisungen. In diesem Zusammenhang ist zu betonen, dass der Patient (z.T. aufgrund seiner Erkrankung) ebenso zum Familienklima beiträgt wie die Angehörigen und folglich einseitige Schuldzuweisungen vermieden werden sollten.

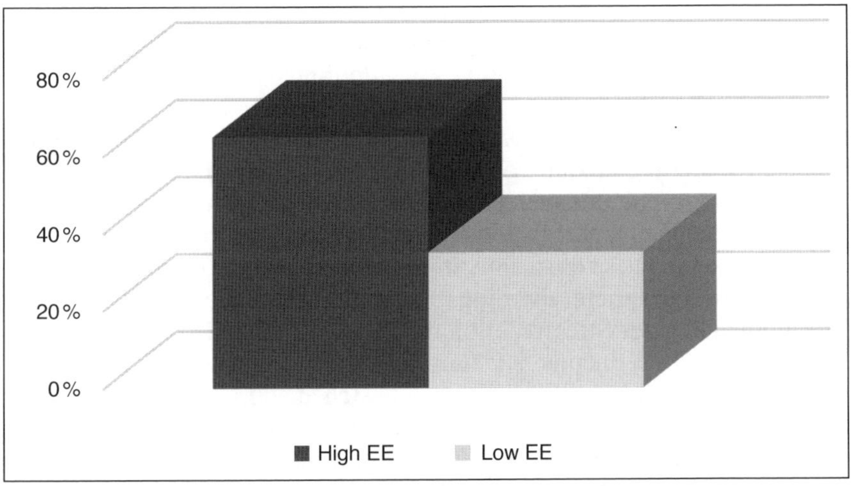

Abbildung 5: Rückfälle von Patienten, die nach Akutbehandlung in „High EE"- vs. „Low EE"-Familien zurückkehrten (in Prozent). Metaanalyse von Butzlaff und Hooley (1998; 27 Studien mit einer durchschnittlichen Effektstärke von $r = .30$)

Leben in städtischen Ballungsgebieten. Als weiteren Beleg für den Einfluss chronischer Stressoren findet sich in verschiedenen Populationsstudien, dass städtische Ballung ein zusätzlicher Risikofaktor für Schizophrenie sein könnte. Die Rate von Schizophrenie erweist sich in urbanen Gegenden als fast doppelt so hoch wie in ländlichen Gegenden, auch dann noch, wenn mögliche Einflussfaktoren wie Alter, Geschlecht, Ethnizität, Drogenkonsum, sozioökonomischer Status kontrolliert werden (Falkai et al., in Druck). Da Personen mit Schizophrenie auch konsistent geringere soziale Unterstützung und kleinere Netzwerke berichten (Gayer-Anderson & Morgan, 2013) könnte man mutmaßen, dass das Großstadtleben neben dem Faktor Lärm dadurch zum Risiko wird, dass Personen in Großstädten sozial isolierter leben.

2.1.5 Erhöhte Stress-Sensitivität

Untersuchungen der Reaktionen auf natürlich auftretende Stressoren, wie Erdbeben, haben gezeigt, dass Personen mit Schizophrenie dasselbe Ereignis als belastender und weniger kontrollierbar wahrnehmen als Gesunde. Hier deutet sich an, dass Psychosen mit einer höheren Empfindlichkeit gegenüber äußeren Stressoren (Stress-Sensitivität) assoziiert sein könnten. Obwohl die Annahme einer erhöhten Stress-Sensitivität letztlich das Kernstück der Vulnerabilitäts-Stress-Modelle ausmacht, ist sie erstaunlich selten direkt in belastbaren experimentellen Studien unter kontrollierten Bedingungen untersucht worden. In einer entsprechend angelegten Studie konnten wir zwar schon zeigen, dass Patienten mit einer Schizophrenie oder schizoaffektiven Störung auf einen Lärmstressor mit einem stärkeren Anstieg im subjektiven Stresserleben reagierten als eine gesunde Kontrollgruppe. Die Stärke dieses Effekts war allerdings klein (Lincoln, Köther, Hartmann, Kempkensteffen & Moritz, 2015). Ferner war der Effekt nicht spezifisch, da Patienten mit Depression eine Zwischenposition einnahmen und sich weder signifikant von der Psychogruppe noch von einer gesunden Kontrollgruppe unterschieden. Problematisch ist hier, wie an vielen Studien zum Thema Stress-Sensitivität, dass die Patienten überwiegend mediziert waren. Dies könnte ihre Stress-Sensitivität reduziert haben. Gegen diesen Einwand spricht allerdings, dass die Medikamentendosis keinen Zusammenhang zur Stressreaktion zeigte und dass die Psychosepatienten bereits in der Baselineuntersuchung insgesamt gestresster waren als die gesunden Kontrollprobanden (dies zeigte sich auch in ihrer deutlich höheren Herzfrequenz). Der größte Teil der Evidenz für eine erhöhte Stress-Sensitivität stammt aus Studien, die die Zusammenhänge zwischen Stressoren, Emotionen und Symptomen im Alltag von Psychopatienten und anderen Risikogruppen mittels wiederholter Erhebungen untersuchten (Myin-Germeys & van Os, 2007). In diesen Studien wurden Personen mit psychotischen Störungen und gesunde Kontrollprobanden aufgefordert, an aufeinanderfolgenden Tagen mehrmals täglich auf ein Signal hin ihre aktuelle Situation auf ihre Stressbelastung zu bewerten sowie ihre Stimmung und das Ausmaß von Symptomen wie Wahn und Halluzinationen zu protokollieren. Dabei zeigte sich zunächst wie erwartet, dass Patienten mehr Ereignisse berichteten, die sie als belastend bewerteten. Eine Zunahme an Stress war in allen Gruppen mit einer Zunahme von negativem Affekt assoziiert, aber dieser Zusammenhang war in der Patientengruppe am deutlichsten, und ging mit einer Zunahme der Intensität psychotischer Symptome einher. Interessanterweise zeigten diese Studien auch, dass sowohl Menschen mit einer stärkeren genetischen Vulnerabilität für Psychosen als auch solche, die psychosozialen Risikofaktoren wie Traumata ausgesetzt waren, stärkere Zusammenhänge zwischen Stress, negativem Affekt und Symptomen zeigen. Verschiedene Studien aus unserer eigenen und anderen For-

Psychosepatienten reagieren in experimentellen Studien stärker auf äußere Stressoren als Gesunde. Die Effekte sind jedoch klein

Studien, die Stress, Affekt und psychotische Symptome wiederholt im Alltag von Probanden untersuchen, finden konsistent Zusammenhänge zwischen diesen Variablen

schungsabteilungen deuten ferner darauf hin, dass Schwierigkeiten in der Emotionsregulation einen Beitrag dazu leisten, die erhöhte Stress-Sensitivität bei Psychosen zu erklären.

2.1.6 Soziale Kognition und Verzerrungen der Informationsverarbeitung

Insbesondere die Negativsymptomatik der Schizophrenie ist mit Schwierigkeiten, sich in andere Menschen hinzuversetzen, assoziiert

Als weitere Risikofaktoren, die ebenfalls als Bindeglied zwischen Stress und Symptomen fungieren könnten, sind Defizite im Bereich der sozialen Kognition sowie kognitive Verzerrungen (engl. biases) in den Fokus gerückt. Erstere beinhalten Schwierigkeiten im den Bereichen Emotionserkennung, Empathie und in der Fähigkeit, die Intentionen und Emotionen anderer Menschen zu erschließen, und führen zu Schwierigkeiten in sozialen Interaktionen. Letztere beschreiben bestimmte Tendenzen oder Heuristiken, die die Interpretation von Ereignissen beeinflussen oder erschweren (Lincoln, 2014; Moritz, Veckenstedt, Randjbar & Vitzthum, 2012). Zu diesen Auffälligkeiten zählen im Zusammenhang mit Wahn insbesondere:

- *Externalisieren und Personalisieren.* Die Tendenz, bei nicht eindeutigen Ereignissen weniger ausgewogen zu attribuieren. Dies kann dazu führen, dass nur eine Ursache in den Fokus gerückt wird, obwohl die Gründe für ein bestimmtes Ereignis vielschichtig sind. Das wiederum erleichtert es, einseitig externen Faktoren oder sogar anderen Personen die Schuld an einer Sache zuzuschreiben.

Spezifische Verzerrungen der Informationsverarbeitung, wie z. B. voreiliges Schlussfolgern, sind mit Wahnsymptomatik assoziiert

- *Voreiliges Schussfolgern.* Die Neigung, schneller, das heißt auf der Basis von weniger Information, zu schlussfolgern. Dieser Bias kann dazu führen, dass bei mehrdeutigen Situationen bereits anhand der ersten verfügbaren Information abschließend beurteilt werden.
- *Beharrliches Festhalten.* Die Tendenz, auf frühzeitig favorisierten Einschätzungen zu beharren und Widerspruch zu ignorieren. Dies kann dazu führen, dass eine falsche Schlussfolgerung trotz Gegenbeweisen beibehalten wird.

Jüngere Studien deuten darauf hin, dass Stressreaktionen, die ja mit einer Einengung der Aufmerksamkeit auf bedrohungsrelevante Aspekte einhergehen, solche kognitiven Verzerrungen erhöhen und somit die Entstehung der Symptomatik begünstigen. So zeigten in unseren Studien bereits gesunde Teilnehmer mit hohen versus niedrigen Schizotypiewerten unter induzierter Angst die Tendenz, zunehmend voreilig zu schlussfolgern, was wiederum ihren Anstieg von paranoiden Gedanken erklärte. Auch Probanden, die bereits Schizophrenie mit Wahnsymptomatik aufweisen, zeigten unter Stress eine Zunahme von voreiligem Schlussfolgern sowie signifikant mehr monokausale Attributionen im Vergleich zu der gesunden Kontrollgruppe. Für die Psychotherapie bedeutet dies, dass Patienten lernen sollten, solche Neigungen zu erkennen und ihnen, auch in Stresssituationen, etwas entgegenzusetzen.

2.1.7 *Dysfunktionale Annahmen über sich und andere*

Ein geringes Selbstwertgefühl ist sowohl mit Positiv- als auch mit Negativsymptomatik assoziiert

Dass bei Patienten mit Wahn negative Annahmen über andere Menschen im Allgemeinen (z. B. andere sind böse oder übermächtig) zu finden sind, überrascht vielleicht weniger. Viele Studien deuten aber darauf hin, dass Positivsymptomatik auch mit einem deutlich geringeren und instabileren Selbstwertgefühl sowie mit negativen Schemata in Bezug auf sich und andere einhergeht. Sowohl Alltags- als auch experimentelle Studien zeigen klar, dass negative Konzepte durch Stress aktiviert werden und dem Auftreten von psychotischen Symptomen vorangehen (Lincoln, 2014). Einige Studien deuten darauf hin, dass vor allem interpersonelle Schemata, also die Art, wie sich jemand im sozialen Gefüge oder durch die Augen von anderen sieht, mit Wahn assoziiert sind. Hierzu zählt auch die Annahme, in der sozialen Hierarchie eine eher niedrigere Position einzunehmen. In Bezug auf Halluzinationen zeigen sich in einigen Studien Zusammenhänge zwischen geringem Selbstwertgefühl und einem unterwürfigen Umgang mit abwertenden Stimmen. Bei Negativsymptomatik stehen insbesondere negative Annahmen über die eigene Leistungsfähigkeit im Fokus des Forschungsinteresses.

2.2 Erklärungsmodelle

Ältere Vulnerabilitäts-Stress-Modelle räumen Defiziten der Informationsverarbeitung eine zentrale Rolle bei der Entstehung der Symptomatik ein

Vulnerabilitäts-Stress-Modelle unterscheiden sich zwar in einigen Details, benennen aber alle Stress als essenziellen Auslöser psychotischer Episoden. Die klassischen Modelle postulieren, dass genetisch vermittelte oder perinatal erworbene Vulnerabilitätsfaktoren zu einer Prädisposition für psychotische Störungen führen. Die psychotische Symptomatik wäre demnach eine Funktion des Ausmaßes der Vulnerabilität und des Ausmaßes an Stress. In der ersten Generation von klassischen Vulnerabilitäts-Stress-Modellen kommt dabei vor allem den neuropsychologischen Funktionseinbußen eine wichtige Rolle zu. Diese Modelle postulieren, dass die Informationsverarbeitung bei vulnerablen Personen schneller an die Grenzen kommt und dann „zusammenbricht", was zu einer mangelnden Filterung von Reizen und somit zu Symptomen führt. Dagegen spricht jedoch, dass die neuropsychologischen Funktionseinbußen keinen direkten (korrelativen) Zusammenhang zu Symptomen wie Wahn und Halluzinationen zeigen. Diese Modelle bildeten jedoch die Grundlage für diverse Weiterentwicklungen. Zu diesen zählen kognitive Erklärungsmodelle für Positivsymptomatik, die auf psychologischer Grundlagenforschung zu Wahn und Halluzinationen aufbauen und Bewertungsprozessen eine zentrale Rolle einräumen. Kognitive Korrelate von Wahn, Selbstkonzepte und emotionale Prozesse werden hier auf dem Pfad zwischen Stressoren und Symptomen integriert, um die Verbindung zwischen Vulnerabilität und psychotischer Symptomatik besser erklären zu können. Das einflussreichste dieser Modelle wurde von Garety und Kollegen (2001) postuliert. Auf der Ebene der Vulnerabilität wird neben der biologischen Vulnerabilität früherer Modelle eine kognitive Vulnerabilität in Form von dysfunktionalen selbst- und fremdbezogenen Schemata angenommen, die aufgrund negativer interpersoneller Erfahrungen entstanden sein könnten. Es wird postuliert, dass psychotische Symptome entstehen, wenn Lebensereignisse oder alltägliche Stressoren eine Überlastung bei einer vulnerablen Person auslösen, die dazu führt, dass diese Person ungewöhnliche Erlebnisse (engl. „anomalous experiences") hat, beispielsweise in Form erhöhter körperlicher Missempfindungen oder Halluzinationen, kognitiver Dysfunktionen oder erhöhter emotionaler Anspannung. Nach diesem Modell sind es jedoch nicht diese Reaktionen auf Stress an sich, die den Schlüssel zur Psychose bilden, sondern ihre „dysfunktionale" Bewertung. Eine solche liegt beispielsweise vor, wenn ein Betroffener die

Kognitiv-behaviorale Modelle fokussieren stärker auf die Bewertung von Erlebnissen

Die Vulnerabilität besteht in diesen Modellen vor allem in Form dysfunktionaler selbst- und fremdbezogener Schemata

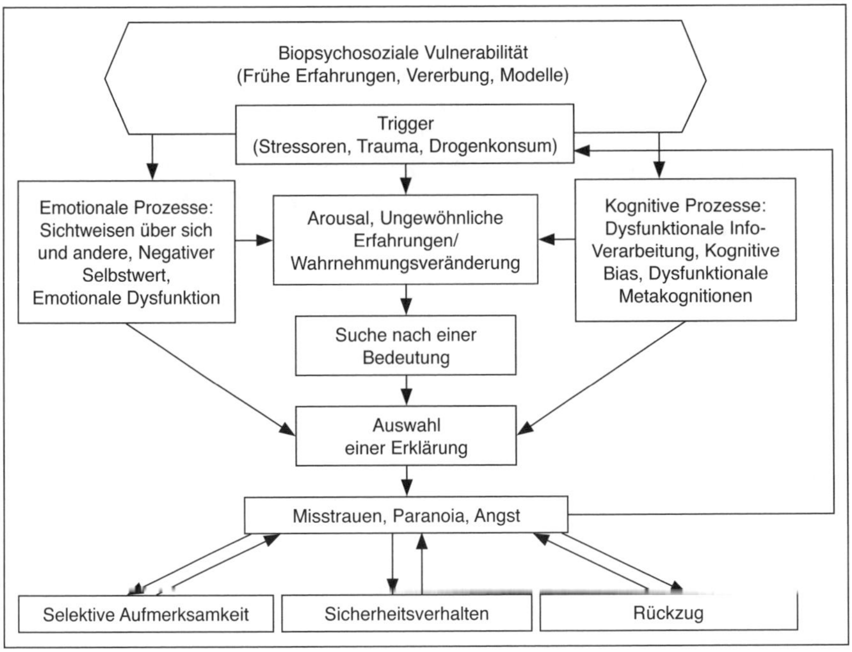

Abbildung 6: Ein kognitives Modell zur Erklärung von Wahn (modifiziert nach Freeman, Garety, Kuipers, Fowler & Bebbington, 2002)

akustischen Halluzinationen nicht als das Ergebnis psychischer Belastung bewertet („Ich bin seit Wochen völlig überarbeitet, kein Wunder, dass mein Körper verrücktspielt“), sondern auf andere Personen attribuiert (z. B. „Hier geht etwas nicht mit rechten Dingen zu, jemand versucht, mich zu manipulieren“). Welche Bewertung ausgewählt wird, werde durch die kognitiven Schemata der Person, äußerliche Faktoren (z. B. Einsamkeit) sowie durch die spezifischen Urteilsverzerrungen (wie externaler Attribution, voreiliges Schlussfolgern, siehe auch Kapitel 2.1.6) beeinflusst. Denselben Faktoren, die für die Auslösung der Symptome verantwortlich gemacht werden, wird auch eine gewichtige Rolle bei der Aufrechterhaltung der Symptome zugeschrieben. Die Annahme, dass dysfunktionale Bewertungsprozesse zu der Ausbildung psychotischer Symptome beitragen, bildet die wesentliche Voraussetzung für die Anwendung kognitiver Interventionen bei psychotischen Störungen. In Abbildung 6 findet sich ein kognitives Modell zur Erklärung von Wahnsymptomatik.

3 Diagnostik und Indikation

Um entscheiden zu können, welche Intervention bei welchem Patienten zum Einsatz kommen soll, ist eine ausführliche Diagnostik unerlässlich. Das Ziel ist dabei, neben der Erstellung und Bestätigung einer Diagnose ein besseres Verständnis der Symptomatik, ihrer Entwicklung und des Kontextes, in dem sie auftritt, zu erlangen. Ferner geht es darum, sich einen Eindruck sowohl möglicher auslösender und aufrechterhaltender Bedingungen als auch der Bewertung der Symptome durch den Patienten und seiner bisherigen Bewältigungsversuche zu verschaffen. Die Diagnostik dient sowohl der Erarbeitung eines individuellen Störungsmodells als auch der Planung und Durchführung der darauf basierenden Therapie.

3.1 Diagnose

Strukturierte Verfahren wie das „SKID“ erleichtern und sichern eine korrekte Diagnosestellung

Zur Bestimmung der Diagnose kann auf Verfahren wie das Strukturierte Klinische Interview für DSM (SKID) zurückgegriffen werden. Die Anwendung strukturierter Verfahren sichert, dass eine Diagnose, die für Betroffene und Angehörige vielfältige Konsequenzen nach sich zieht, nicht leicht fertig gefällt wird. Zudem erleichtert sie die Differenzialdiagnostik und beugt der Gefahr vor, wichtige komorbide Diagnosen zu übersehen.

3.2 Symptomatik

Des Weiteren muss ein Verständnis für die Probleme aus Sicht des Patienten entwickelt werden, da dies eine der Voraussetzungen für die Förderung von Veränderungsmotivation darstellt. Bei der Exploration von Wahnsymptomen und Halluzinationen erfragt der Therapeut neben dem eigentlichen Symptom detailliert auch potenzielle Auslöser und aufrechterhaltende Faktoren (siehe hierzu auch die Karten am Ende des Buches). Aber auch in Bezug auf andere Symptome wie formale Denkstörungen oder Negativsymptome sollten auslösende und aufrechterhaltende Faktoren detailliert herausgearbeitet werden. Mithilfe der gewonnenen Information können später individuelle funktionelle Bedingungsanalysen für alle relevanten Störungsbereiche erstellt werden. Diese sind wichtig, um Ansatzpunkte für therapeutische Interventionen zu identifizieren. Ferner kann der Patient angehalten werden, Protokolle über das Auftreten bestimmter Symptome zu führen, in denen unter anderem die Situation, der Umgang mit den Symptomen und ggf. Coping-Strategien und ihr Erfolg notiert werden.

In der Diagnostik sollten auch auslösende und aufrechterhaltende Faktoren erhoben werden

Die Erstellung funktionaler Bedingungsanalysen für alle relevanten Störungsbereiche ist sinnvoll

3.3 Auslöser und Ursachen

Um ein Verständnis der ursächlichen Faktoren zu erlangen, bringt der Therapeut zunächst in Erfahrung, wie sich die Probleme vor dem Hintergrund der Lebensgeschichte des Patienten sowie verschiedener Vulnerabilitätsindikatoren und Stressoren entwickelt haben (Lincoln, 2014). Oft ist es hilfreich, dabei zwischen personenbezogenen Faktoren und Umweltfaktoren zu unterscheiden (siehe die Karte „Zu erfassende Vulnerabilitätsfaktoren und Stressoren für eine psychotische Störung" am Ende des Buches). Auf der Ebene der therapierelevanten personenbezogenen Vulnerabilitäts- und Schutzfaktoren muss die bisherige Krankheitsbewältigung erfragt werden (z. B. Gibt es Hinweise auf dysfunktionale Bewertungen von Symptomen? Liegen dysfunktionale Coping-Strategien vor? Ist es dem Patienten bisher gelungen, Anzeichen einer neuen Episode rechtzeitig zu erkennen und auf diese zu reagieren? Wenn nein, warum nicht?) Ferner sind dysfunktionale Selbstbewertungen (Schemata) in Erfahrung zu bringen (z. B. Wie sieht sich der Patient im Vergleich zu anderen? Minderwertig? Wenn ja, warum? Was macht diese Minderwertigkeit aus? Was stimmt an ihm aus seiner Sicht nicht? Wie sieht er sich im sozialen Gefüge? Als anerkannt und respektiert? Wenn nein, warum nicht?). Gerade im Hinblick auf das Verständnis für dysfunktionale Schemata ist der Einbezug der Lebensgeschichte des Patienten relevant (z. B. Wann haben sich dysfunktionale Annahmen entwickelt? Gab es belastende Ereignisse, die diese ausgelöst haben? Sind sie durch wichtige Bezugspersonen geprägt worden?). Dabei

Wie verknüpfen sich die Probleme mit der Lebensgeschichte?

Liegen/lagen dysfunktionale Copingstrategien vor?

Liegen dysfunktionale Selbstschemata vor?

generiert die Therapeutin bzw. der Therapeut Hypothesen darüber, inwiefern diese dysfunktionalen Annahmen auch die die wahnhaften Überzeugungen oder die Inhalte akustischer Halluzinationen erklären könnten. Des Weiteren macht sich der Therapeut einen Eindruck über bestimmte Fertigkeiten, beispielsweise über neurokognitive Defizite (z. B. Hat der Patient Schwierigkeiten, sich zu konzentrieren oder sich Dinge zu merken?). In ähnlicher Weise sollte er sich einen Eindruck davon verschaffen, ob Probleme der sozialen Kompetenz, Emotionsregulation oder Problemlösefertigkeiten einen Beitrag zur Problematik leisten. Hierbei können auch fremdanamnestische Informationen hilfreich sein. Gleichzeitig sollte der Therapeut auch die Stärken und Ressourcen des Patienten nicht aus dem Blick verlieren.

Liegen andere Defizite auf Fertigkeitenebene vor?

Welche Ressourcen hat der Patient?

Wie sieht die „soziale Umwelt" des Patienten aus?

Zu den therapierelevanten Umweltfaktoren zählt einerseits die vom Patienten erlebte soziale Unterstützung durch die Familie oder Freunde (Sind diese emotional und praktisch für ihn da? Gibt es viele Konflikte? Fühlt sich der Patient durch die Familie verstanden? Oder eher kritisiert oder überprotegiert?), familiäre Problemlösefertigkeiten (z. B. Gelingt es der Familie oder dem sozialen Umfeld, aufkommende Probleme gemeinsam zu lösen?), eine befriedigende äußere Struktur und Wohnbedingungen (z. B. Geht der Patient einer sinnvollen Tätigkeit nach, die seinen Fähigkeiten und seinem Belastungsniveau entspricht?) sowie anhaltende chronische soziale Stressoren, die zu Überstimulation oder Belastung führen (z. B. Wohnen in einer sehr lauten Umgebung?). Hieraus ergibt sich, dass es gegebenenfalls ergänzend zur ambulanten Psychotherapie sinnvoll sein kann, weitere Maßnahmen (z. B. soziotherapeutische Maßnahmen, kognitive Trainings) einzuleiten oder zu empfehlen.

Merke:

Da es sich bei Psychosen um multifaktoriell bedingte Störungen handelt, sollte die Diagnostik Aufschluss über relevante Faktoren auf verschiedenen Problemebenen geben. Aus den diagnostizierten Problembereichen lassen sich anschließend sinnvolle Interventionen ableiten.

3.4 Instrumente

Sowohl für die symptombezogene Diagnostik als auch für die Evaluation der Psychotherapie ist der Einsatz von Selbst- und Fremdbeurteilungsinstrumenten empfehlenswert. Ein Überblick über eine kleine Auswahl von psychosepezifischen Verfahren, die im Rahmen einer kognitiven Verhaltenstherapie eingesetzt werden können, findet sich in Tabelle 5. Unsere

Empfehlung wäre mindestens ein psychosespezifisches Selbstbeurteilungsinstrument (z. B. das Community Assessment of Psychic Experiences; Stefanis et al., 2002) zu verwenden. Für eine ausführlichere Diagnostik und Evaluation empfehlen wir zusätzlich wenigstens ein Fremdbeurteilungsverfahren einzusetzen (siehe Tab. 5).

Tabelle 5: Hilfreiche Selbst- und Fremdbeurteilungsverfahren im Rahmen einer kognitiv-behavioralen Therapie von psychotischen Störungen

Selbstbeurteilungsinstrumente	
Community Assessment of Psychic Experiences (CAPE; Stefanis et al., 2002)	Das CAPE hat sich in zahlreichen Studien zur Kontinuitätshypothese der Schizophrenie (siehe Kap. 1.4) als zentrales Beurteilungsinstrument zum Auftreten psychoseähnlicher Symptome in der Allgemeinbevölkerung bewährt. Der Fragebogen besteht aus 42 Items, die drei Hauptsymptomcluster abdecken: Positivsymptomatik, Negativsymptomatik und Depression. Neben den Symptomen selbst kann auch die Belastung erfasst werden, die die Symptome verursachen. Da nicht alle Symptome automatisch belastend sind, kann dies wertvolle Hinweise für die Therapie liefern. Die CAPE-Subskalen können auch für eine weniger aufwendige Therapieevaluation verwendet werden. Das CAPE findet man in vielen Sprachen unter http://cape42.homestead.com/
Choice of Outcome in CBT for Psychoses (CHOICE; Greenwood et al., 2010)	Mit der CHOICE werden Veränderungen durch eine kognitiv-behaviorale Therapie für Schizophrenie erfasst. Für die Entwicklung der CHOICE wurden relevante Zielvariablen in Zusammenarbeit von Behandlungsexperten und Patienten, die bereits an KVT für Schizophrenie teilgenommen hatten, erstellt. Die CHOICE enthält 28 Items zu Bereichen, an denen in der KVT gearbeitet wird (z. B. zum Umgang mit belastenden Symptomen, Emotionen, Problemen, oder anderen Menschen). Die Bearbeitung dauert ca. 8 bis 10 Minuten. Im Anhang auf Seite 100 befindet sich eine deutsche Übersetzung der CHOICE.
Fremdbeurteilungsinstrumente für eine detaillierte Erfassung von Wahn, Halluzinationen und Negativsymptomatik	
Psychotic System Rating Scales (PSYRATS; Haddock, McCarron, Tarrier & Faragher, 1999)	Die PSYRATS beinhaltet ein strukturiertes Interview zur Erfassung verschiedener Dimensionen und Merkmale akustischer Halluzinationen (Häufigkeit, Dauer, Lautstärke, Inhalte, Kontrollierbarkeit und Belastung) und Wahn (Beschäftigung, Dauer, Stärke, Intensität und Beeinträchtigung). Die Fragen werden im Hinblick auf die letzte Woche eingeschätzt. Die PSYRATS erlaubt somit eine differenzierte Erfassung von Wahn und Halluzinationen und hat sich in der Evaluation von Therapiestudien als differenzierteres Maß neben altbewährten Instrumenten durchgesetzt. Eine deutsche Version findet sich in Vauth und Stieglitz (2007). Die Durchführung des Interviews dauert ca. 45 bis 60 Minuten.

Tabelle 5: Fortsetzung

Clinical Assessment of Negative Symptoms (CAINS; Horan, Kring, Gur, Reise & Blanchard, 2011)	Hierbei handelt es sich um ein halbstrukturiertes Interview, das neben Fragen auch Verhaltensbeobachtungen enthält. Das CAINS erfasst über verschiedene Lebensbereiche wie Familie, Freunde, Arbeit, Schule und Freizeit hinweg motivationale und emotionale Kompetenzen der Negativsymptomatik und berücksichtigt neben Verhalten und Emotionsausdruck auch das kognitive und emotionale Erleben. Die deutsche Version der CAINS (Engel, Fritzsche & Lincoln, 2014) und das dazugehörige Manual erhalten Sie über das elektronische Testarchiv ZPID (www.zpid.de).
Cognitive Assessment of Voices: Interview Schedule (CAVIS; Chadwick, Birchwood & Trower, 1996)	Dieser Interviewleitfaden dient der therapievorbereitenden detaillierten Erfassung von Halluzinationen. Der Leitfaden beinhaltet Fragen nach der Stimme, der Gefühle und des Verhaltens des Individuums in Bezug auf die Stimme sowie seine Überzeugungen über die Identität, Macht, Bedeutung oder Sinn der Stimme und die vermuteten Konsequenzen im Falle des Befolgens oder Nichtbefolgens der Stimme. Der Leitfaden basiert auf dem kognitiven ABC-Modell, kann aber flexibel gebraucht werden. Die Dauer des Interviews kann erheblich variieren. Eine deutsche Übersetzung findet sich in Lincoln (2014).

Für weitere Instrumente sei auf einschlägige Therapiemanuale und -materialien verwiesen (Hahlweg, Dürr, Dose & Müller, 2006; Lincoln, 2014; Mehl & Lincoln, 2014). Die meisten der auf der Karte „Zu erfassende Vulnerabilitätsfaktoren und Stressoren für eine psychotische Störung" am Ende des Buches aufgelisteten relevanten Problembereiche werden allerdings eher im Gespräch erfragt und durch Informationen aus dem SKID und der angeforderten Unterlagen aus Vorbehandlungen ergänzt. Gegebenenfalls kann es aber sinnvoll sein, weitere Selbstbeurteilungsskalen einzusetzen,

Tabelle 6: Vorschlag für eine verkürzte Testbatterie (Durchführungszeit ca. 60 Min.; Exner & Lincoln, 2012)

Funktionsbereich	Testverfahren
Abschätzung des Intelligenzniveaus	Allgemeines Wissen und Mosaiktest aus dem WIE
Verarbeitungsgeschwindigkeit	Zahlen-Symboltest aus dem WIE
Arbeitsgedächtnis	Zahlennachsprechen vorwärts/rückwärts aus dem WMS-R
Verbales Lernen/Gedächtnis	Logisches Gedächtnis I und II aus der WMS-R

Anmerkungen: WIE = Wechsler Intelligenztest für Erwachsene; WMS-R = Wechsler Gedächtnistest.

beispielsweise zur Erfassung von Selbstwert, sozialer Unterstützung oder Emotionsregulation. Eine standardisierte Erfassung kognitiver Defizite ist aus unserer Sicht im Regelfall nicht notwendig. Für eine genauere Abklärung neuropsychologischer Funktionsniveaus, die in Einzelfällen durchaus sinnvoll sein kann, sei auf die Empfehlungen zur Diagnostik Exner und Lincoln (2012) verwiesen. Ein Überblick über die dort vorgeschlagene Basistestung von ca. 60 Minuten Dauer findet sich in Tabelle 6. Alternativ müsste der Patient für diese Abklärung an eine neuropsychologisch spezialisierte Ambulanz überwiesen werden.

Eine standardisierte Erfassung kognitiver Defizite ist in der Regel nicht notwendig

4 Behandlung

Im Folgenden stellen wir zunächst das Vorgehen und die Bestandteile der individualisierten Kognitiven Verhaltenstherapie und dann Interventionen mit Einbezug der Familie vor. Für beides liegen die deutlichste Evidenz und klare Leitlinienempfehlungen vor (Gaebel, Falkai, Weinmann & Wobrock, 2006; NCCMH, 2014). Dabei wird die individualisierte Therapie etwas ausführlicher behandelt. Dies liegt jedoch nicht daran, dass sie die höchste Wirksamkeit zeigt, sondern ist eher ihrer Komplexität geschuldet. Ferner werden in diesem Teil bereits einige übergreifende Aspekte wie Aufbau der Therapiebeziehung und Umgang mit Rückfällen geschildert, die auch für die Familienbetreuung genutzt werden können.

Neben den in diesem Buch beschriebenen Behandlungsansätzen gibt es eine Reihe meist in Gruppen durchgeführter psychosespezifischer Fertigkeitentrainings für bestimmte Problembereiche, von denen einige ebenfalls empirisch recht gut abgesichert sind (z. B. das metakognitive Training, Moritz et al., 2012, oder das Integrierte Psychologische Therapieprogramm, Roder, Brenner & Kienzle, 2008). Die Beschreibung dieser Ansätze würde jedoch den Umfang dieses Buches sprengen. Hinzu kommt, dass viele der trainingsbasierten Ansätze vornehmlich in Gruppen in stationären Settings zum Einsatz kommen, wo sie organisatorisch leichter umzusetzen sind. Im ambulanten Setting empfehlen sich manchmal eher störungsübergreifende Ansätze, da Gruppen hier aus Patienten mit unterschiedlichen Diagnosen zusammengesetzt werden können. Als solche wären zum Beispiel soziale Kompetenztrainings zu nennen, die sich v. a. bei Negativsymptomatik zum Teil bewährt haben (Turner, van der Gaag, Karyotaki & Cuijpers, 2014). Den interessierten Leser verweisen wir auf eine Kurzbeschreibung inklusive vertiefender Quellen in Tabelle 7.

Tabelle 7: Exemplarische Übersicht trainingsbasierter Therapieansätze

Soziales Kompetenztraining	z. B. Gruppentraining Sozialer Kompetenz von Hinsch und Pfingsten (2015) – störungsübergreifend – strukturiert und standardisiert – Arbeit mit vorgegebenen Rollenspielen zu drei verschiedenen Situationstypen: Recht durchsetzen (R), Beziehungen (B), um Sympathie werben (S) – Arbeit mit Videofeedback – vornehmlich für Gruppen mit ca. 10 Teilnehmern – ca. 7 Sitzungen à 2,5 bis 3 Stunden
Problemlösetraining	z. B. Problemlösetraining für schizophrene Patienten von Schmitz-Niehues und Erim (2000) – kognitiv-behavioral, bewältigungsorientiert – Verknüpfung mit psychoedukativen Elementen – orientiert sich am Problemlöseschema, zunächst auf Alltagsprobleme bezogen, dann auch Krankheitsbewältigung – Arbeit mit nicht standardisierten Situationen aus dem Alltag der Patienten – eher für kleinere Gruppen geeignet – ca. 15 Gruppensitzungen
Training metakognitiver Fähigkeiten	z. B. das Metakognitive Training (MKT) von Moritz et al. (2012) – für Psychosen typische kognitive Denkfehler werden anhand kurzer Übungen spielerisch verdeutlicht – Ziel: Sensibilisierung der Patienten für derartige Prozesse und damit Reduktion der Denkfehler – MKT + als Weiterentwicklung durch Kombination mit Elementen kognitiver Verhaltenstherapie – 8 Einheiten (à 45 min) für ca. 3 bis 10 Teilnehmer
Training kognitiver Funktionen	z. B. Integriertes Psychologisches Therapieprogramm bei schizophren Erkrankten (IPT) von Roder, Brenner und Kienzle (2008) – hierarchisch aufgebaute Bausteine: kognitive Differenzierung, soziale Wahrnehmung, verbale Kommunikation, soziale Fertigkeiten, interpersonelles Problemlösen – Gruppentraining für 4 bis 8 Teilnehmer, 60- bis 90-minütige Sitzungen, über 6 Monate bis zu 2 Jahre

An dieser Stelle sei zudem darauf hingewiesen, dass sich in diesem Abschnitt keine konkreten Hinweise zum Umgang mit Medikation finden, da hier ausschließlich evidenzbasierte psychotherapeutische Ansätze vorgestellt werden. Der Umgang mit Medikamenten wird in Kapitel 6 sowie im Abschnitt „Was mache ich, wenn der Patient die Medikamente abrupt absetzt?“ in Kapitel 7 näher erläutert.

Die KVT beinhaltet u. a. die Arbeit mit individuellen Störungsmodellen, die Modifikation dysfunktionaler Bewertungen, die Verbesserung von Coping-Strategien und Aktivitätenaufbau

4.1 Individualisierte Kognitive Verhaltenstherapie

Zentrales Ziel der ambulanten KVT ist es, den Patienten so weit von der Beeinträchtigung durch seine Symptome zu entlasten, dass er persönliche Ziele wie soziale und berufliche Aktivitäten wieder verfolgen kann. Um dies zu erreichen, werden verschiedene Techniken verwendet, die größtenteils auch in der Behandlung anderer Störungsbilder erfolgreich eingesetzt werden, wie z. B. die Arbeit mit individuellen Störungsmodellen, die Modifikation dysfunktionaler Bewertungen, Verbesserung von Coping-Strategien oder Aktivitätenaufbau. Obwohl die KVT auch auf Symptomreduktion fokussiert, erfolgt diese als Mittel zum Zweck, also nur soweit, wie es den Zielen des Patienten entsprechend notwendig ist bzw. der Patient selbst aktiv daran arbeiten möchte. Manchmal ist es sogar kontraproduktiv, wenn der Therapeut sich zu sehr auf die Symptomreduktion versteift. Wichtiger ist, die mit den Symptomen assoziierte Belastung zu reduzieren. Jeder Patient sollte jedoch die Möglichkeit haben, offen über Symptome und Wahninhalte sprechen zu können, auch wenn klar ist, dass diese nicht direkt bearbeitet werden.

Das Ziel ist, dass der Patient seine Symptome als weniger belastend erlebt und sie ihm bei der Verfolgung seiner Ziele nicht mehr im Weg stehen

Grundlagen der KVT

- Individualisiertes Vorgehen
- Normalisierendes Therapierational
- Möglichst große Transparenz
- Psychotische Symptome werden nur insoweit direkt bearbeitet, wie sie den Patienten an der Erreichung seiner persönlichen Ziele hindern und Leid verursachen

4.1.1 Rahmenbedingungen

Der hier vermittelte Ansatz wurde ursprünglich auf die Anwendung als klassische Einzeltherapie ausgelegt, die ambulant durch einen psychologischen Psychotherapeuten durchgeführt wird. Einzelne Elemente wie z. B. die empathische und entpathologisierende Grundhaltung oder das systematische Ausprobieren von Coping-Strategien können aber auch stationär angewendet werden.

Merke:

KVT kommt bei unterschiedlichsten Zielgruppen erfolgreich zum Einsatz. Hierzu zählen auch Patienten in der Prodromalphase, solche mit akuter Positivsymptomatik, solche mit neurokognitiver Beeinträchtigung, solche mit „geringer Krankheitseinsicht" oder auch unmedizierte Patienten. Eine generelle Ausschlussregelung gibt es nicht!

Die Schwerpunkte in der Therapie werden an die individuellen Ziele und Bedürfnisse des Patienten angepasst. Generell sollte aber immer mit dem

Beziehungsaufbau und der Erfassung der Probleme und Symptome begonnen werden. Insbesondere die aktive, veränderungsorientierte Arbeit an wahnhaften Überzeugungen bedarf einer fundierten Vorarbeit.

4.1.2 Aufbau der Therapiebeziehung

Kernaufgabe in der ersten Therapiephase: Vertrauen aufbauen und dem Patienten Sicherheit geben

Der Aufbau einer stabilen therapeutischen Beziehung gehört zu dieser fundierten Vorarbeit. Sie stellt einerseits eine besondere Herausforderung, andererseits auch eine große Chance dar. Hürden sind zunächst die Symptomatik selbst wie Wahnsymptome, formale Denkstörungen oder Affektverflachung (konkrete Hinweise zum Umgang mit einzelnen Problemen finden sich auch in Kap. 7). Eine weitere Hürde sind die oft negativen Vorerfahrungen des Patienten mit anderen Behandlern, aber auch Angehörigen. In vielen Fällen haben Patienten abweisende oder gar stigmatisierende Reaktionen erlebt, wenn sie mit anderen über ihre psychotischen Erlebnisse gesprochen haben. Viele sind sich zudem selbst klar darüber, dass einige Denkinhalte anderen merkwürdig vorkommen können oder gehen davon aus, dass ihnen sowieso nicht geglaubt wird. Einige von ihnen sprechen psychotische Symptome daher anfangs nicht oder nur zögerlich an. In der ersten Phase der Therapie ist es deshalb eine Kernaufgabe des Therapeuten, dem Patienten einen „sicheren Raum“ zu geben, um offen über seine Erlebnisse sprechen zu können, ohne abgewertet oder gar unmittelbar wieder eingewiesen zu werden. Im Umgang mit den berichteten Erlebnissen ist die „normalisierende Grundhaltung“ des Therapeuten eine wichtige und hilfreiche Herangehensweise (siehe Kasten). Der Therapeut findet so einen eher unaufgeregten Umgang mit dem Geschilderten. Hierfür kann er beispielsweise die folgende Formulierung in Bezug auf Stimmenhören wählen:

Normalisierende Grundhaltung

> Stimmen zu hören ist nichts Ungewöhnliches und bedeutet nicht unbedingt, dass man verrückt ist. Es gibt viele psychisch gesunde Leute, die berichten, zumindest gelegentlich Stimmen zu hören. Diese Menschen führen trotzdem ein ganz normales Leben.

Diese für die Patienten oft neue Haltung wird meist dankbar angenommen. Sie trägt zudem gleich zu Beginn zur Stressreduktion bei.

Warum Normalisieren?

„Normalisieren“ bedeutet, dass der Therapeut dem Patienten vermittelt, dass seine Symptome nichts Ungewöhnliches, sondern nachvollziehbar und erklärbar sind und durchaus auch bei vielen anderen Menschen vorkommen. Der Therapeut entpathologisiert also die Erlebnisse des Patienten, indem er vermittelt, dass die Erlebnisse nicht bedeuten, dass man verrückt ist. Das ist nicht gleichbedeutend mit einer Bagatellisierung der Probleme oder dem Absprechen der Behandlungsbedürftigkeit. Im Gegenteil, Normalisieren hilft dabei, katastrophisierende Bewertungen von Wahngedanken („das hieße, ich bin verrückt") zu vermeiden, reduziert Symptomstress und fördert die Therapiemotivation sowie die Bereitschaft, dysfunktionale Annahmen infrage zu stellen. Normalisieren ist aus Expertensicht und aus Patientenperspektive ein zentraler und hilfreicher Bestandteil der Therapie.

Der Therapeut versucht, sich umfassend in das Erleben des Patienten hineinzuversetzen

Um das normalisierende Therapierational adäquat umzusetzen, sollte der Therapeut nach Möglichkeit echtes Verständnis für die Erlebnisse des Patienten entwickeln. Um die Perspektivübernahme zu erleichtern, kann sich der Therapeut vorstellen, dass er selbst solche Überzeugungen hat: *Wie würde es mir gehen, wenn ich von jemandem verfolgt oder bedroht würde bzw. wenn ich davon fest überzeugt wäre? Wie würde ich reagieren?* Gelingt die Perspektivübernahme, kommen dem Therapeuten die wahnhaften Überzeugungen und merkwürdigen Verhaltensweisen am Ende zunehmend weniger bizarr oder gestört vor.

In Bezug auf Wahnsymptome ist oft gerade der Anfang einer wahnhaften Überzeugung einfacher nachzuvollziehen und zu validieren als ein komplexes Wahnsystem. Die nachfolgenden Fallbeispiele für die Entwicklung von Wahnüberzeugungen verdeutlichen dies.

Fallbeispiel: Herr A.

Herr A. entwickelte den Wahngedanken, die Mafia sei hinter ihm her, als er bei einer Freundin spontan zu Besuch kam, die gelegentlich mit Cannabis dealte. Dort traf er einen mutmaßlichen „Hintermann" an, der auch entsprechend erschrocken reagierte und ihn mit wütendem und misstrauischem Blick musterte. Er bekam Angst, dass die „Hintermänner" denken könnten, er würde etwas ausplaudern und entwickelte daraufhin paranoide Wahnideen, die sich später zu einem komplexen Verfolgungswahn verfestigten.

Fallbeispiel: Frau B.

Frau B. lebt mit ihrem Mann und ihrer Schwiegermutter in einem Haushalt. Mit ihrer Schwiegermutter hat sie ständig Streit. Sie entwickelte irgendwann die Überzeugung, ihre Schwiegermutter würde absichtlich Dinge verstellen oder verstecken, um sie „verrückt zu machen".

Fallbeispiel: Herr C.

Herr C. ist extrem katholisch erzogen worden. Als er in seiner Ehe fremd geht, entwickelt er starke Schuldgefühle und die Überzeugung, dass Gott ihn irgendwann dafür bestraft. Daraus entwickelt sich die Überzeugung, dass der Teufel nachts kommen und ihn im Schlaf in die Hölle holen könnte. Aus Angst davor schläft er fast gar nicht mehr.

Fallbeispiel: Frau D.

Frau D. fühlte sich nach dem Umzug aus der Heimatstadt zum Studieren allein und einsam. Ihr mangelndes Selbstbewusstsein ließ sie glauben, dass sie niemals einen Freund haben werde. Während einer Studienveranstaltung spricht sie ein Kommilitone freundlich an, sie freut sich sehr. In der Folge entwickelt sie zunächst die Idee und später den Wahn, dass dieser Student in sie verliebt sei. Sie ist zunächst sehr glücklich damit. Später verändert sich der Wahn zu einem Verfolgungswahn („Er beobachtet mich immer und überall") mit halluzinatorischem Erleben („Er spricht mit mir durch die Telefonleitung in der Wand und im Boden").

Das dabei heraus gearbeitete Verständnis vermittelt der Therapeut auch dem Patienten und folgt so weiter dem normalisierenden Therapierational. So kann der Therapeut zum Beispiel sagen:

Ich kann sehr gut verstehen, dass Sie sehr viel Angst gehabt haben müssen, als Sie davon ausgingen, dass die Verfolger Ihr Haus umstellt hatten, und dass Sie den Wunsch hatten, sich zu verstecken oder zurückzuziehen. Mir würde es da sicher ähnlich gehen.

Patienten, die sich verstanden fühlen, wird es in der Regel leichter fallen, ihre Überzeugungen während der Therapie infrage zu stellen. Wichtig ist dabei vor allem die wahrgenommene „Echtheit" des Therapeuten, die sich in unseren Studien als Prädiktor für den Therapieerfolg erwiesen hat (Jung, Wiesjahn & Lincoln, 2014).

Beachte:

Es lohnt sich, gerade am Anfang viel Zeit und Geduld in den Aufbau einer festen und tragfähigen therapeutischen Beziehung zu investieren. Dazu zählt auch die „innere Arbeit" des Therapeuten, sich ernsthaft in die Erlebnisse des Patienten hineinzuversetzen und hierdurch „echtes" Verständnis zu entwickeln und entsprechend zu signalisieren. Das erleichtert die offene und transparente Kommunikation über Symptome und fördert die Veränderungsbereitschaft.

4.1.3 Therapieziele und Erarbeitung des individuellen Störungsmodells

Gemeinsame Therapieziele herausarbeiten

Nach Abschluss der Diagnostik sollten gemeinsam erste Ziele für die Therapie vereinbart werden. Einige Patienten nennen Ziele mit direktem Bezug zum Wahn (z. B. „Die sollen aufhören, mich zu überwachen"). Hier kann daraufhin gewiesen werden, dass Ziele sich immer auf das Verhalten des

Patienten beziehen sollten. Hiermit lassen sich viele Probleme bereits umgehen. Außerdem kann über die Frage, was die Personen machen würde bzw. gewinnen würde, wenn „die aufhören würden, den Patienten zu überwachen“ dahinterliegende Ziele herausgearbeitet werden, wie z. B. „ich möchte wieder ein normales Leben führen, arbeiten können, eine glückliche Ehe führen“. Bezüglich des Weges zur Erreichung dieser Ziele können anfangs ruhig diskrepante Ansichten zwischen Therapeut und Patient bestehen. Diese können aus unserer Sicht zunächst nebeneinander stehen bleiben.

Individuelles Störungsmodell erarbeiten

Im nächsten Schritt bietet es sich an, mit der Erarbeitung eines individuellen Störungsmodells zu beginnen und hier die wichtigsten Hindernisse für die Zielerreichung zu integrieren. Bei der Erarbeitung des Störungsmodells können die anhand der oben beschriebenen individuellen und standardisierten Diagnostik identifizierten auslösenden und aufrechterhaltenden Faktoren integriert werden. Wir empfehlen, das Modell aber gleichzeitig auch an die Überzeugungen und Erfahrungen des Patienten anzupassen, und nicht dafür zu verwenden, seine ggf. wahnhaft gefärbte Sicht der Dinge infrage zu stellen. Meist gibt es genügend Ansatzpunkte, die auch bei wahnhaften Patienten gut zu erarbeiten sind. Zum Beispiel kann die Reaktion auf den Wahngedanken wie z. B. Vermeidungs-/Rückzugsverhalten, selektive Auf-

Störungsmodell an die Überzeugungen und Erfahrungen des Patienten anpassen

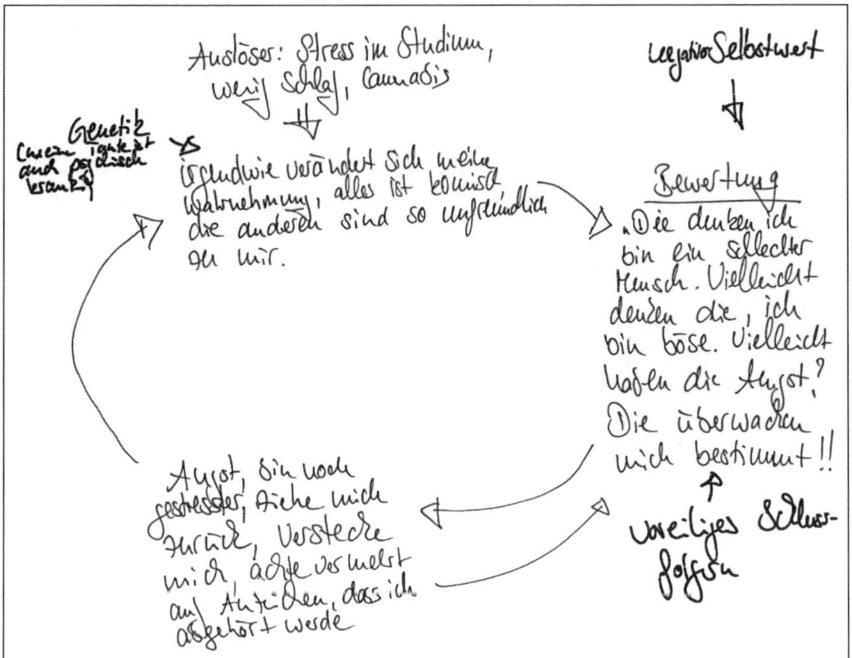

Abbildung 7: Beispiel für ein individuelles Störungsmodell

merksamkeit auf bedrohliche Reize und der dadurch verursachte Mangel an korrigierenden Erfahrungen angesprochen werden, ohne den Wahngedanken an sich infrage stellen zu müssen. Im Verlauf der Therapie können dann weitere Faktoren ergänzt werden, die dem Patienten zunächst vielleicht noch nicht so plausibel erschienen sind. Abbildung 7 zeigt eine Kopie eines in der Therapie erarbeiteten zunächst einfachen Störungsmodells. In der Therapie wurde dies immer wieder aufgriffen und später durch die fett geschriebenen Faktoren erweitert.

Die Art der Vermittlung des Modells kann im Sinne einer motivorientierten Beziehungsgestaltung an die Bedürfnisse des Patienten angepasst werden

Eine genauere Beschreibung und hilfreiche Arbeitsblätter zur Anfertigung von Störungsmodellen findet man in verschiedenen Manualen, z.B. bei Mehl und Lincoln (2014). Bei der Vermittlung des Störungsmodells (und in der gesamten Therapie) kann mithilfe motivorientierter Beziehungsgestaltung die Art und Weise der Vermittlung bzw. Anwendung auf die (manchmal widersprüchlichen) Bedürfnisse des Patienten zugeschnitten werden (Westermann, Cavelti, Heibach & Caspar, 2015). Beispielsweise kann das Modell bei beinem hohen Bedürfnis nach Orientierung und Kontrolle eher psychoedukativ vermittelt oder bei einem hohen Bedürfnis nach Autonomie eher mit geleitetem Entdecken durch den Patienten entwickelt werden. Anknüpfend an das Modell kann gemeinsam entschieden werden, welche der verschiedenen Faktoren in der Therapie herausgegriffen bzw. als erstes bearbeitet werden.

4.1.4 Interventionen für Wahn

Wenn sich im Rahmen der Diagnostik, Zielvereinbarung und Störungsmodellentwicklung abzeichnet, dass die wahnhaften Überzeugungen bearbeitet werden sollen bzw. müssen, um die Ziele zu erreichen, kann im Folgenden die Arbeit an der Modifikation der Wahninhalte aufgenommen werden.

Motivationale Arbeit als A und O in der Wahnbehandlung

Die Arbeit an Wahnvorstellungen erfolgt also wie bereits oben erwähnt nur bei entsprechender Indikation oder auf Wunsch des Patienten. Vor Beginn der Infragestellung von Wahnüberzeugungen sollte jedoch die motivationale Basis für eine Veränderung geklärt werden. In den meisten Fällen können Patienten zumindest „theoretisch“ in Erwägung ziehen, dass die wahnhafte Überzeugung auch *nicht* zutreffen könnte.

Die Überzeugungen als „Hypothesen“ betrachten

In diesem Fall „einigen“ sich Therapeut und Patient darauf, dass die Überzeugung zunächst eine Hypothese ist, die wahr, teilweise wahr oder auch nicht wahr sein könnte. Es wird dann zunächst gemeinsam geprüft, was für Konsequenzen eine Beibehaltung bzw. eine Aufgabe der jeweiligen Überzeugung haben konnte.

Mögliche Konsequenzen der jeweiligen Hypothesen gemeinsam herausarbeiten

Diese der hedonistischen Disputation ähnliche Herangehensweise ist ein zentrales Element der kognitiven Arbeit an Wahninhalten. Sie wird zur Vorbereitung und Motivationsförderung angewendet und wird im Verlauf der Therapie immer wieder aufgriffen. Aus der Sicht des Patienten sind zwei Möglichkeiten hier von besonderem Interesse. Die erste ist:

1. Was hat es für Konsequenzen, wenn der Patient die Wahnüberzeugung aufgibt?
2. Was hat es für Konsequenzen, wenn er an der Wahnüberzeugung festhält?

Die voraussichtlichen Konsequenzen werden nun unter Berücksichtigung zweier weiterer Möglichkeiten besprochen:
a) Die Wahnüberzeugung trifft in der Realität tatsächlich nicht zu.
b) Die Wahnüberzeugung trifft eigentlich doch zu.

Das Vorgehen soll am Fallbeispiel von Herrn A. (siehe auch Seite 47), der befürchtet, von der Mafia verfolgt zu werden, verdeutlicht werden.

Fallbeispiel: Herr A. (Fortsetzung)
Es wäre eine Möglichkeit, dass Herr A. die Annahme, von der Mafia verfolgt zu werden, im Rahmen der Therapie aufgibt und zu einer gemeinsam erarbeiteten alternativen Schlussfolgerung kommt (wie z. B. „Ich war in der Zeit sehr gestresst und überempfindlich. Dadurch, dass ich so verängstigt von dem ‚Hintermann' war, hab' ich viel mehr Bedrohungen gesehen, als tatsächlich da waren und habe unklare Situationen in der Folge möglicherweise falsch eingeschätzt"). Nun könnte er aber „in Wirklichkeit" tatsächlich doch von der Mafia verfolgt werden und die Annahme fälschlicherweise aufgeben. In diesem Fall würde Herr A. möglicherweise ein großes Risiko eingehen und eventuell Fehler machen. Das könnte ihn unter Umständen in Lebensgefahr bringen. Alternativ könnte Herr A. die wahnhafte Überzeugung aber auch weiter beibehalten. In diesem Fall riskiert er jedoch ebenfalls viele negative Konsequenzen wie unnötige Ängste, ständiges Verstecken und Sicherheitsverhalten und hat dadurch keine Chance auf ein „normales Leben" mit beruflicher Befriedigung und funktionierenden sozialen Kontakten.

Ängste und Sorgen werden validiert, gleichzeitig werden aber auch die negativen Konsequenzen des Festhaltens an der Annahme verdeutlicht

Der Vorteil an diesem Vorgehen ist, dass der Therapeut die Ängste und Sorgen, die mit einer Aufgabe der Überzeugung (z. B. drohende Lebensgefahr) einhergehen, umfassend validieren kann und gleichzeitig dennoch die negativen Konsequenzen eines fehlerhaften Beibehaltens in das Zentrum der Aufmerksamkeit rücken kann. Hierzu zählen im Beispiel von Herrn A. die Aufgabe anderer wichtiger Lebensziele wie Familiengründung, Erfüllung im Beruf zugunsten der Wahnüberzeugung oder der Verlust von Freunden. Die verschiedenen Konsequenzen können immer wieder im Gespräch erörtert werden. Der Therapeut kann die Konsequenzen zur besseren Veranschaulichung auch in einem Vier-Felder-Schema darstellen. Dies sähe im Beispiel von Herrn A. wie in Abbildung 8 dargestellt aus.

Grafische Veranschaulichung im Vier-Felder-Schema

Dabei ist zu beachten, dass die Beschäftigung mit der Möglichkeit, auch in der Vergangenheit bereits fälschlicherweise an Wahngedanken festgehalten zu haben (im Schema Feld rechts unten) eine große emotionale Belastung für den Patienten bedeutet, vor allem, wenn Patienten der Überzeugung

Meine Annahme	Realität (Was in Wirklichkeit zutrifft)	
	Ich werde tatsächlich verfolgt.	Ich werde gar nicht verfolgt.
Ich glaube nicht, dass ich verfolgt werde.	– Ich wäre naiv, würde Fehler machen. – Ich würde die Mafia verärgern, ohne es sofort zu merken. – Die würden denken, ich plaudere unbedacht etwas aus, und würden mich töten.	– Toll! – Ich könnte … • unbeschwert leben, • meine Ausbildung beenden, • Freunde treffen, • wieder im Fußballverein aktiv sein.
Ich glaube, dass ich verfolgt werde.	– Ich habe große Angst. – Ich würde mich zurückziehen, mich verstecken. – Ich wäre auch nicht wirklich sicherer, da ich nichts gegen die Mafia tun kann.	– Ich habe umsonst so viel Angst. – Ich lebe unglücklich, obwohl es gar keinen Grund gibt. – Ich ziehe mich zurück, kann meine Ausbildung nicht beenden und habe keine Freunde mehr.

Abbildung 8: Ausgefülltes Vier-Felder-Schema am Beispiel von Herrn A.

bereits viel geopfert haben. Neben den wahnbezogenen Ängsten („die könnten mich umbringen“) gibt es häufig weitere motivationale Hürden. Manchen Patienten fällt es z. B. schwer, eine wahnhafte Überzeugung fallen zu lassen, weil sie glauben, dass das Fallenlassen der Überzeugung gleichbedeutend sei mit dem Eingeständnis, sie seien krank. Zur Überwindung dieser motivationalen Barriere nutzt der Therapeut hier erneut die Technik des Normalisierens. Er kann dabei auch die normalen Mechanismen der Meinungsbildung besprechen und erklären, dass es menschlich ist, dass Meinungen, wenn sie erstmal gebildet sind, eher durch die Suche nach bestätigender Information beibehalten werden. Hierfür kann er Beispiele aus dem religiösen oder politischen Bereich anbringen.

Das Durcharbeiten der verschiedenen möglichen Konsequenzen ist nicht nur im Hinblick auf die Klärung der motivationalen Basis für die Arbeit an der Wahnüberzeugung relevant. Sie ist als Kosten-Nutzen-Analyse selbst schon ein Teil der kognitiven Intervention. Ferner hilft sie dem Therapeuten, noch einmal einzuschätzen, ob die Infragestellung der Wahnüberzeugung indiziert ist. Die Umstrukturierung von Wahnüberzeugungen erscheint wenig vielversprechend, wenn es für den Patienten wenig zu gewinnen und viel zu verlieren gibt, was insbesondere bei Größen- und Liebeswahnüberzeugungen der Fall sein könnte. In diesen Fällen ist es hilfreicher, an anderen Bereichen anzusetzen, die eventuell als ursächlich für die Wahnüberzeugung ausgemacht werden (z. B. Arbeit am Selbstwert, Aufbau von Aktivitäten).

Prüfung der Indikation für direkte Arbeit am Wahn anhand der motivationalen Arbeit

Wenn jedoch eine hinreichende motivationale Basis gegeben ist, das heißt der Patient selbst bereit ist, seine Überzeugungen zu prüfen, kann die Arbeit am Wahn fortgesetzt werden. Von den Techniken der kognitiven Umstrukturierung kommt nun vor allem der empirischen Disputation, also dem Sammeln und Untersuchen von Beweisen, eine wichtige Rolle zu (siehe Beispieldialog unten). Damit eng verknüpft ist die gemeinsame Suche nach alternativen Erklärungen für die Erlebnisse des Patienten. Des Weiteren kann der Therapeut den Patienten ermutigen, gezielt falsifizierende Informationen zu suchen oder Rollenspieltechniken einzusetzen, in denen der Patient angehalten wird, die Rolle des Gegenparts zu übernehmen, der die eigenen Überzeugungen infrage stellt. In jedem Fall bietet es sich an, mit Überzeugungen zu beginnen, die eher in jüngerer Zeit entstanden sind und noch etwas weniger verfestigt erscheinen. Alternativ kann man einzelne situationsgebundene Interpretationen herausgreifen, wie z. B. bei einem Verfolgungswahn, bei dem man nicht den gesamten Wahngedanken „Ich werde verfolgt“, sondern „Die Person da vorne an der Ecke gehört sicher auch zu den Verfolgern“ fokussiert. Mit diesem Vorgehen können dann immer mehr Annahmen bearbeitet werden. Anhand des folgenden Beispieldialogs wird die empirische Disputation am Beispiel von Herrn A. veranschaulicht, enthaltene spezifische und allgemeine kognitive Techniken sind als Randbemerkungen aufgeführt.

Empirische Disputation der Wahninhalte

Beispiel: Die Arbeit mit Wahnüberzeugungen mit Herrn A.

Th.: Herr A., Sie hatten beschrieben, dass Sie kürzlich in der Stadt eine Angstattacke hatten, als Sie erneut den verdächtigen Mann gesehen haben, der möglicherweise von der Mafia geschickt wurde, um Sie zu beschatten. Was denken Sie, hatten die anderen Menschen im Supermarkt auch Angst vor dem Mann und waren deswegen verunsichert beim Einkaufen?

Perspektivübernahme „Was haben andere gedacht?“

Herr A.: Nein, ich denke, die halten den für harmlos. Die sind ganz entspannt.

Th.: Sie hatten ja gesagt, dass das auch Ihr Ziel ist, wieder ganz entspannt einzukaufen, oder?

Therapieziel nochmals aufgreifen

Herr A.: Ja, das wäre schön, dann wäre mein Leben echt ein bisschen leichter.

Bezug: Wahninhalt ist nur eine Hypothese

Th.: Und Sie hatten ja auch schon gesagt, dass Sie sich gar nicht hundertprozentig sicher sind, dass der Mann wirklich zur Mafia gehört und Sie beschattet, oder?

Technik „Devil's advocat"

Herr A.: Ja, kann sein, vielleicht haben die anderen ja recht.

Einstieg empirische Disputation

Th.: Ja vielleicht, vielleicht aber auch nicht ... Ist es okay, wenn wir an dieser Stelle mal nach Hinweisen suchen, ob der Mann tatsächlich zur Mafia gehört oder nicht?

Herr A.: Okay.

Ausgangsüberzeugungsstärke „messen"

Th.: Als Ausgangspunkt würde ich gerne nochmal wissen, wie überzeugt Sie aktuell sind, dass dieser Mann zur Mafia gehört.

Herr A.: Na ja, so zu ca. 90 %.

Th.: Okay, also lassen Sie uns aufschreiben, welche Anhaltspunkte dafürsprechen, und vielleicht gibt es ja auch einige Dinge, die gegen Ihre Überzeugung sprechen, diese können wir auch notieren. Einverstanden?

Herr A.: Ja.

Hinweise sammeln

Th.: Okay, welche Anhaltspunkte haben Sie dafür, dass der Mann Sie bespitzelt?

Herr A.: Der ist irgendwie immer da, wo ich bin.

Validieren/ normalisieren

Th.: Immer und überall? Das fände ich selbst auch komisch.

Herr A.: Na ja gut, nicht ganz immer, aber häufig auch in dem Supermarkt und ich habe ihn schon häufiger auf der Straße getroffen. Das kommt mir doch sehr komisch vor. Ich glaube nicht, dass es Zufall ist. Außerdem habe ich noch einen Hinweis, er guckt mich nämlich oft ganz böse an. Das macht mir Angst.

Validieren/ normalisieren

Th.: Das kann ich gut verstehen, so wie Sie ihn beschreiben, scheint das ja wirklich ein finsterer Typ zu sein, der würde bei mir bestimmt auch Unbehagen auslösen. Nehmen wir mal den Punkt heraus, dass Sie ihn häufig treffen. Reicht das denn schon als Beweis, dass der Mann von der Mafia ist und Sie beschattet?

Hinweise hinterfragen

Herr A.: Nee, das allein wahrscheinlich nicht.

Alternative Erklärungsmöglichkeiten erfragen

Th.: Gäbe es denn noch alternative Erklärungen dafür, dass Sie ihn so häufig sehen?

Herr A.: Na ja, es könnte natürlich sein, dass er da einfach selbst in der Nähe wohnt. Und mir ist aufgefallen, dass er häufig Alkohol kauft, vielleicht ist er einfach oft im Supermarkt, weil er so oft Nachschub braucht. Aber warum guckt er mich dann so komisch an?

Möglichst detailliert nachfragen

Th.: Das kann ich Ihnen auch nicht sagen, ich war ja nicht dabei. Wie genau schaut er denn? Können Sie mir das mal zeigen?

Herr A.: Na ja, so in etwa (Herr A. hält seinen Kopf nach unten und schaut den Therapeuten an).

Th.: Und er schaut Ihnen dabei so direkt in die Augen?

Herr A.: Na ja, weiß ich ehrlich gesagt gar nicht, ich schaue ihn dann ja nicht an. Dafür hab' ich viel zu viel Angst vor ihm.

Th.: Das kann ich verstehen. Aber woher wissen Sie dann, dass er Sie so direkt anschaut?

Herr A.: Na ja, das weiß ich nicht so genau, es fühlt sich aber so an.

Th.: Wir hatten ja schon besprochen, dass Gefühle nicht unbedingt gute Beweise sind und dass einen ein Gefühl auch mal täuschen kann.

Emotionale Beweisführung hinterfragen

Herr A.: Ja, ich weiß.

Th.: Das heißt, es ist gar nicht sicher, dass er Sie so anschaut? Kann es sein, dass er einfach auf den Boden schaut?

Herr A.: Möglich ist das. Aber das weiß ich ja eben nicht, es kann auch sein, dass er mich anstarrt.

Th.: Ja, das stimmt, das können wir so noch nicht ausschließen. Gehen wir mal davon aus, dass er Sie tatsächlich anschaut, bedeutet das dann zwangsläufig, dass er von Mafia ist? Oder gäbe es auch noch alternative Erklärungen?

Zu Ende denken/alternative Erklärungen

Herr A.: Vielleicht findet der mich auch nur doof.

Th.: Nehmen wir an, er wäre nicht von der Mafia und würde Sie nur anstarren, weil er Sie „doof findet". Wie würde es Ihnen damit gehen?

Wechsel zur hedonistischen Disputation „Was hätte diese Annahme für Konsequenzen?"

Herr A.: Na ja, das wäre zwar nicht schön, aber auch nicht mehr so schlimm.

Th.: Könnten Sie dann wieder normal und entspannt einkaufen?

Herr A.: Ja, ich denke schon, wobei ich ihn trotzdem meiden würde.

Th.: Und nehmen wir mal an, er schaut Sie tatsächlich gar nicht so an, wie Sie denken, sondern starrt nur komisch auf den Boden, was würde das für Sie bedeuten?

Herr A.: Ja, dann wäre ja eigentlich alles okay. Dann ginge es da ja gar nicht um mich.

Th.: Wie Sie eben berichtet haben, schauen Sie ihn eigentlich nie an, sodass wir jetzt gar nicht sagen können, ob er Sie überhaupt anstarrt. Zu Beginn des Gesprächs waren Sie zu 90 % davon überzeugt, dass der Typ von der Mafia ist und Sie überwacht. Wie sehr sind Sie jetzt aktuell davon überzeugt?

Nochmals Überzeugungsstärke erfassen

Herr A.: Keine Ahnung, kann ich nicht sagen.

Th.: Heißt das, Sie sind sich nicht mehr so sicher wie eben?

Herr A.: Ja, ist irgendwie total unklar, aber ich glaub' immer noch, der ist von der Mafia.

Th.: Und zu wie viel Prozent?

Herr A.: Na ja, vielleicht so 50/50?

Th.: Das ist immer noch recht viel, oder? Gäbe es denn eine Möglichkeit, das genauer zu prüfen? Wie könnten Sie vielleicht mehr Hinweise bekommen?

Herr A.: Weiß nicht? Vielleicht, ihn mal verfolgen?

Th.: Das wäre eine Möglichkeit, aber das wäre ganz schön aufwendig und ja auch nicht ganz ungefährlich, auch unabhängig davon, ob er bei der Mafia ist oder nicht. Es gäbe aber etwas viel Einfacheres. Sie hatten ja eben gesagt, dass eine Begründung für Ihren Verdacht ist, dass er Sie anstarrt. Jetzt haben wir eben herausgefunden, dass Sie das gar nicht mit Sicherheit sagen können. Könnten Sie das genauer überprüfen?

Überleitung Realitätstestung/ Verhaltensexperiment

Herr A.: Na ja, ich könnte mal hingucken.
Th.: Ja, das würde vielleicht was bringen, so könnten Sie sehen, ob er Sie anstarrt. Würden Sie sich das schon trauen?
Herr A.: Na ja, ich könnte es zumindest mal versuchen.

(Überleitung zur Durchführung eines Verhaltensexperimentes.)

An die theoretische Diskussion über Beweise für und gegen die Annahme können dann verhaltensbasierte Interventionen wie Verhaltensexperimente angeschlossen werden. Um die Ergebnisse des Experiments sinnvoll im Sinne einer Einstellungsänderung nutzen zu können, muss vorher geklärt werden, welchen Ausgang der Patient erwartet und was für ihn ein anderes Ergebnis im Hinblick auf seine Überzeugung bedeuten würde.

Bei hartnäckigem Festhalten am Wahn empfiehlt sich eine systemimmanente Vorgehensweise

Wenn ein Patient überhaupt nicht in Erwägung ziehen kann, dass es sich bei seiner Annahme um eine Hypothese handelt, die auch fehlerhaft sein könnte, empfiehlt sich eine „systemimmanente Vorgehensweise", das heißt, man arbeitet im System des Patienten. Dies bedeutet, man geht gemeinsam zunächst davon aus, dass der Wahngedanke tatsächlich zutrifft, und überlegt sich, was dann sinnvoll wäre. Parallel behält man im Kopf, dass der Gedanke aber evtl. nicht zutrifft und überlegt nun, was dann günstiges Verhalten wäre. Dabei ergeben sich in der Regel Schnittmengen (siehe Abb. 9), die in beiden Fällen einen günstigen Einfluss haben könnten.

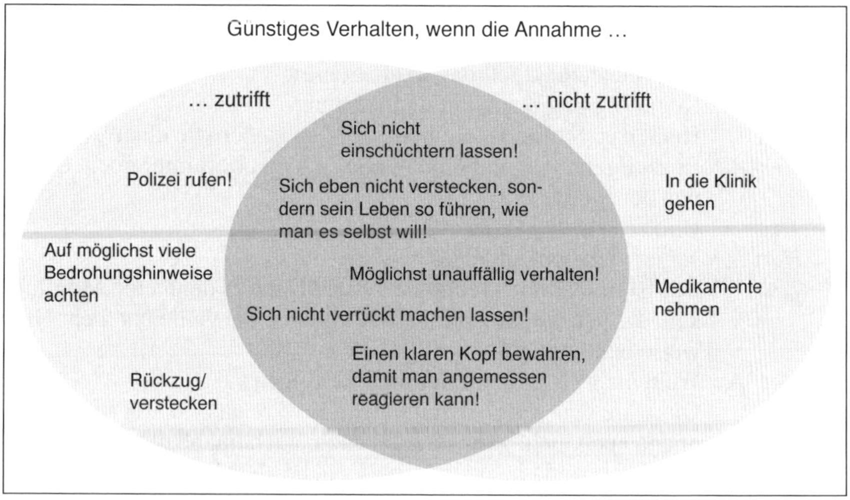

Abbildung 9: Systemimmanentes Vorgehen

Im Beispiel von Frau B. (vgl. S. 47), deren Schwiegermutter sie mutmaßlich „verrückt machen“ will, wäre es zum Beispiel sehr wichtig, besonnen zu bleiben und am besten gar nicht darauf zu reagieren. Sollte die Wahnüberzeugung tatsächlich zutreffen, wird die Schwiegermutter irgendwann merken, dass ihr „Mobbing“ wirkungslos ist. Sollte der Wahn nicht zutreffen, würde sich Frau B. zunächst einmal unauffälliger verhalten, womit die Wahrscheinlichkeit steigt, dass sie positivere zwischenmenschlichere Erfahrungen macht und Wahninhalte unwichtiger werden.

Zusammenfassung: Kognitive Umstrukturierung von Wahnüberzeugungen

- Motivationale Vorbereitung über „Vier-Felder-Schema“/Kosten-Nutzen-Analyse (Hedonistische Disputation).
- Überprüfen der Wahninhalte durch Sammeln von Hinweisen, die für und gegen die Annahme sprechen (Empirische Disputation).
- Überprüfen der Wahninhalte über Realitätstests bzw. Verhaltensexperimente.
- Erfassung der Überzeugungsstärke.
- Neutrale Haltung des Therapeuten, ggfs. systemimmanentes Vorgehen.

→ Den Wahn nicht zu offensiv infrage stellen.
→ Nicht versuchen, den Patienten von der eigenen Sicht zu überzeugen!

Neuere Entwicklungen zum Umgang mit Wahngedanken beinhalten metakognitive Ansätze oder Mindfulness

Als Alternative bzw. Ergänzung zur klassischen kognitiven Arbeit am Wahn gibt es eine Reihe neuerer Entwicklungen, die – u. a. geprägt durch die Verfahren der sogenannten „Dritten Welle der KVT“ – eher auf Gedankenprozesse als auf Gedankeninhalte fokussieren. Hierzu zählen z. B. metakognitive und achtsamkeitsbasierte Ansätze, in denen betont wird, dass wahnhafte Bewertungen, ebenso wie alle anderen Gedanken auch, zunächst einmal lediglich Gedanken sind, die kommen und gehen können. Ausgehend von dieser Haltung können Patienten lernen, ihre Gedanken als solche wahrzunehmen, ohne sie zu bewerten, und ihre Beschäftigung mit den belastenden Gedanken auf bestimmte Zeiten zu limitieren und lernen, ihre Aufmerksamkeit gezielt auch auf andere Dinge zu lenken. Nähere Beschreibungen und Übungen können dem Buch *Therapietools Psychosen* entnommen werden (Mehl & Lincoln, 2014). Zu den metakognitiven Ansätzen zählt zudem das Identifizieren und die Infragestellung von Gedanken über die Symptome, beispielsweise die Überzeugung, durch die Paranoia auf der sicheren Seite zu sein (Morrison, Pyle et al., 2014) oder das bereits erwähnte metakognitive Programm von Moritz et al. (2012), das auf die Veränderung von Denkstilen abzielt.

4.1.5 Interventionen für Halluzinationen

Dem Grundprinzip kognitiv-behaviorialer Ansätze folgend, basieren auch die Ansätze bei Halluzinationen auf der Annahme, dass diese durch auslösende und aufrechterhaltende Faktoren beeinflusst werden. Auslösende Faktoren können beispielsweise ungünstige Lebensumstände oder Stressoren sein. Ein Hinweis darauf läge vor, wenn Halluzinationen immer in bestimmten sozialen Situationen (z. B. vor potenziellen Konflikten in der Familie, oder immer montagmorgens auf dem Weg zur Arbeit) auftreten. Daneben könnten auch innere Zustände wie Grübeln oder Ärger Halluzinationen auslösen. Aufrechterhaltende Faktoren sind häufig in dysfunktionalen Reaktionen auf die Halluzinationen zu finden. Hierzu zählen z. B. starker sozialer Rückzug oder verbale Auseinandersetzen mit den Halluzinationen. Des Weiteren können dysfunktionale Bewertungen der Halluzinationen diese verstärken, indem sie zu einer Aufrechterhaltung oder Steigerung von Angst und Anspannung führen (siehe Abb. 10).

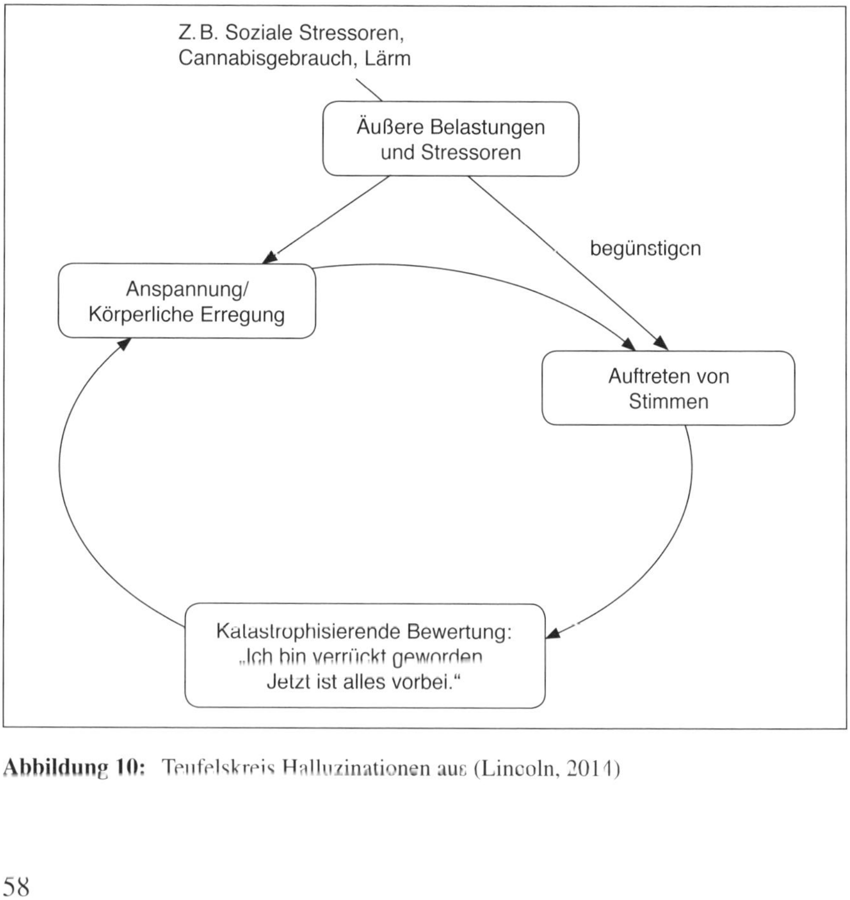

Abbildung 10: Teufelskreis Halluzinationen aus (Lincoln, 2014)

So stellt die Identifikation der relevanten auslösenden und aufrechterhaltenden Faktoren, die in der diagnostischen Phase beginnt, zugleich eine therapeutische Intervention dar. Dabei werden verschiedene Situationen, in denen Halluzinationen auftreten, gemeinsam betrachtet und im Hinblick auf ihre vorangehenden emotionalen, kognitiven, physiologischen und Verhaltensreaktionen bewertet und notiert. Zusätzlich kann der Patient ermutigt werden, Baseline-Protokolle über das Auftreten von Halluzinationen zu führen. In diesen kann die Situation notiert werden, in der die Halluzination auftritt, die Beeinträchtigung, die durch die Halluzination ausgelöst wurde, der Umgang mit der Halluzination, begleitende Gedanken, ggf. Coping-Strategien und die Bewertung des Erfolgs der Coping-Strategien.

Die Identifikation der relevanten auslösenden und aufrechterhaltenden Faktoren ist ein wichtiger Einstieg in die Arbeit mit Halluzinationen

Merke:

Halluzinationen müssen im Kontext der auslösenden und aufrechterhaltenden Bedingungen verstanden werden. Zu den auslösenden Bedingungen können äußere Stressoren (z. B. Konflikte, Lärm, Belastungen) sowie innere Auslöser (z. B. Grübeln, Sorgen) zählen. Aufrechterhaltende Faktoren sind in dysfunktionalen Reaktionen auf die Halluzinationen (z. B. starker Rückzug) sowie dysfunktionale Bewertungen (z. B. „Die Stimmen wollen mich fertigmachen“) zu suchen. An diesen Faktoren setzt die Therapie an.

Fehlen dem Patienten funktionale Coping-Strategien oder sind dysfunktionale Coping-Strategien für die Aufrechterhaltung der Halluzination mit verantwortlich, bietet es sich an, den Einsatz von Coping-Strategien zu optimieren. Für viele Patienten haben sich soziale Kommunikation, Entspannungsübungen, Musik, sozialer Rückzug in Maßen, Begrenzung der Strategie auf bestimmte Zeiten oder Austausch mit anderen über die Inhalte der Halluzination als hilfreiche Strategien bewährt. Um mit dem Patienten zu überprüfen, welche Strategie für ihn hilfreich ist, werden sie nacheinander ausprobiert und anhand der Protokollbögen in ihrem Erfolg systematisch getestet.

Optimierung von Coping-Strategien

Dysfunktionale gedankliche Bewertungen (siehe Abb. 11) können entweder katastrophisierender (z. B. „Stimmenhören bedeutet, dass ich nie wieder ein normales Leben führen kann“) oder wahnhafter Art sein (z. B. „Stimmenhören bedeutet, dass mir Außerirdische ein Implantat eingesetzt haben“).

Identifizierte dysfunktionale Bewertungen der Halluzinationen werden mithilfe kognitiver Interventionen infrage gestellt. Neben den klassischen Techniken, wie das Sammeln von Beweisen, das Zu-Ende-Denken, das Abklopfen von Überzeugungen im Hinblick auf ihre Funktionalität, bieten sich für

Modifikation dysfunktionaler Bewertungen

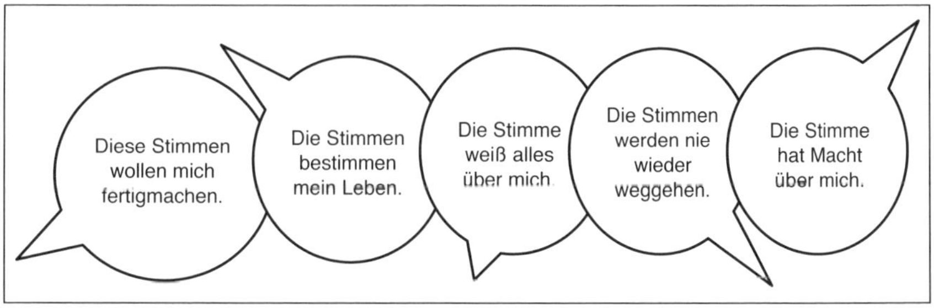

Abbildung 11: Beispiele für dysfunktionale Bewertungen von Stimmen

die Infragestellung von Bewertungen von Halluzinationen auch Verhaltensexperimente an. Zum Beispiel kann die Überzeugung, dass eine Halluzination unkontrollierbar ist, evtl. dadurch infrage gestellt werden, dass der Patient die Erfahrung macht, dass die Halluzination beim Vorlesen von Texten in den Hintergrund gedrängt oder leiser wird.

Um katastrophisierenden Interpretationen von Stimmen zu begegnen, wird zudem auch hier die Technik des Normalisierens eingesetzt. In diesem Zusammenhang ist es hilfreich zu erklären, dass die Wahrnehmung allgemein vielen Irrtümern unterliegt, weil diese lediglich eine Konstruktion der Umgebung ist, die nicht unbedingt mit den Tatsachen übereinstimmen muss, sondern auch durch Erwartungseffekte beeinflusst wird (Lincoln, 2014). Hierfür können Beispiele aus dem Bereich der optischen Illusionen eingesetzt werden oder Beispiele aus dem Alltag (z. B. eine junge Mutter, die ihr Baby schreien hört, obwohl das Baby ruhig war). Solche Interventionen zielen vor allem darauf ab, die Belastung durch die Stimmen zu reduzieren.

Da manche Stimmen extrem angstauslösend sind, kann es eine Weile dauern und viel Unterstützung durch den Therapeuten erfordern, um in dieser Art und Weise auf die Stimmen zu reagieren.

Neuere Ansätze nehmen die Beziehung der stimmenhörenden Person zu ihren Stimmen in den Fokus

Verschiedene Befunde legen zudem nahe, dass Stimmenhörer Beziehungen zu ihren Stimmen aufbauen. Einige neue Ansätze, wie z. B. der Relating Therapy-Ansatz (Hayward, Jones, Bogen-Johnston, Thomas & Strauss, 2017), gehen davon aus, dass die Beziehungen zu den Stimmen anderen sozialen Beziehungen durchaus ähneln und sich auf verschiedenen Dimensionen abbilden lassen. Zu diesen zählen Macht und Dominanz, aber auch Intimität und Nähe. Tatsächlich werden belastende Stimmen von Stimmenhörern eher als dominant bezeichnet und fordern eine interpersonelle Reaktion, die von Rückzug gekennzeichnet ist. Dieses Verständnis von Stimmen hat die Entwicklung von Ansätzen befördert, die auf Veränderungen der Hörer-Stimme-Beziehung abzielen. In der Relating Therapy wird vorrangig daran gearbeitet, der Stimme bzw. den Stimmen selbstsicher (d. h. weder unterwürfig noch aggressiv) entgegenzutreten. Dabei wird gewürdigt, dass die Stimme, selbst wenn sie abwertend ist, etwas Relevantes zu sagen hat, aber gewährleistet, dass diese Sichtweise nicht dominiert und die positiven Anteile der Person ebenfalls Raum bekommen. Ein Beispiel für eine selbstsichere Zielreaktion findet sich in Abbildung 12.

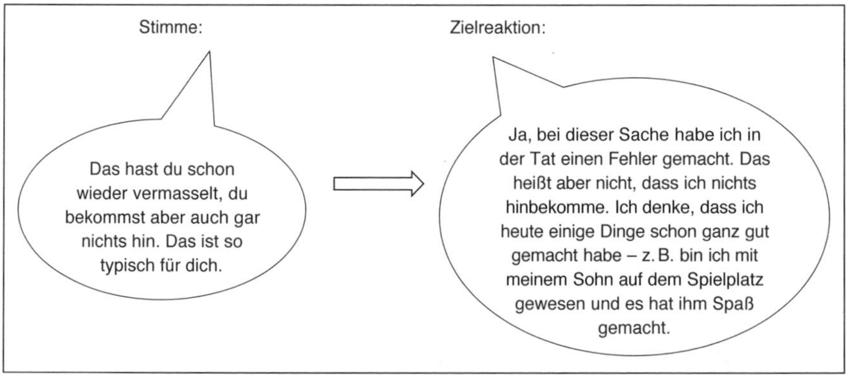

Abbildung 12: Beispiel für eine selbstsichere Reaktion auf eine abwertende Stimme

„Avatar"-Therapie

Ferner untersucht eine interessante neue Studie, ob Stimmen mithilfe von Avataren behandelt werden können. Diese werden so programmiert, dass sie der akustischen und visuellen Vorstellung des Patienten über seine oder ihre bedrohliche Stimme möglichst nahekommen. Der Therapeut unterstützt den Patienten darin, mit der Stimme in einen Dialog einzutreten, und kann den Avatar so verändern, dass der Avatar mehr und mehr unter die Kontrolle des Patienten kommt und nicht mehr beleidigend und abwertend, sondern freundlich und unterstützend wird (Leff, Williams, Huckvale, Arbuthnot & Leff, 2014).

4.1.6 Interventionen für Negativsymptomatik

Negativsymptome wie Antriebsstörungen oder Affektverflachung werden von Laien manchmal als Faulheit fehlinterpretiert. Seitens der Behandler wird zudem oft signalisiert, dass Negativsymptome im Grunde nicht behandelbar sind. Solche Haltungen bergen die Gefahr, die Rückzugstendenzen weiter zu verstärken. Um ihnen entgegenzuwirken, nutzt der Therapeut auch hier das normalisierende Therapierational und betont, dass der Rückzug des Patienten vor dem Hintergrund seiner Belastung eine nachvollziehbare und möglicherweise auch angemessene und sinnvolle Verhaltensweise ist (oder war), um sich vor weiterer Belastung zu schützen (vgl. auch Schilderung einer Betroffenen auf S. 9f.). Basierend auf Befunden, die zeigen, dass auch Negativsymptomatik auf einem Kontinuum zum normalen Erleben dargestellt werden kann (Kaiser, Heekeren & Simon, 2011), gehört zu

Normalisierende therapeutische Haltung im Umgang mit Negativsymptomatik

den normalisierenden Interventionen auch, den Patienten aufzuklären, dass jeder Mensch gelegentlich Schwierigkeiten erlebt, motiviert und emotional involviert zu bleiben. Diese Schwierigkeiten nehmen in Zeiten, die von extremer Belastung geprägt sind, eher zu.

Erarbeitung von motivierenden Zielen

Im Anschluss an die umfassende Validierung und Normalisierung wird zunächst daran gearbeitet, die Motivation zu erhöhen. Hierfür werden möglichst attraktive kurz- und langfristige Ziele erarbeitet. Viele Patienten mit Negativsymptomatik können sich kaum vorstellen, Ziele, die für andere Personen selbstverständlich sind (Beziehung, bezahlte Arbeit), jemals zu erreichen (siehe auch Abb. 13). Diese Haltung sollte durch den Therapeuten nicht unterstützt werden. Nennen Patienten nur sehr kleine Ziele, kann es hilfreich sein, Beispiele von Personen zu nennen, die aus einer vergleichbaren Lage heraus inzwischen soweit genesen sind, dass sie wieder aktiv und erfolgreich sind. Gleichzeitig sollte der Patient nicht durch zu hohe Erwartungen unter Druck geraten. Ziel ist es lediglich, die Motivation zu erhöhen.

Erstellung von Problemanalysen für Negativsymptomatik

Externe (z. B. Umgebung, Belastungen, Medikation) und interne (z. B. dysfunktionale Annahmen, neuropsychologische Defizite, mangelnde soziale Kompetenz) Einflussfaktoren identifizieren

Nach der Zielformulierung werden bisherige Probleme bei der Zielerreichung im nächsten Schritt in individuellen Problemanalysen für die Entstehung und Aufrechterhaltung der Negativsymptomatik gemeinsam erarbeitet. Ausgehend von Situationen, in denen sich der Patient nicht in Einklang mit seinen Zielen verhalten hat (z. B. im Bett liegen geblieben, obwohl er Sport machen wollte), werden die kurz- und langfristigen Konsequenzen auf seine Reaktionen (auf der kognitiven, emotionalen und Verhaltensebene) herausgearbeitet. Zu den möglichen Einflussfaktoren zählen auf der Ebene der externen Faktoren eine reizarme Umgebung, ein Mangel an bedeutsamen Beschäftigungsmöglichkeiten oder soziale Belastungen sowie Traumata (z. B. durch Fixierung, Isolierung oder Zwangsmedikation). Ferner können ungewollte Effekte der Medikation, Positivsymptomatik, aber auch gesundheitliche Probleme, mangelnde Bewegung, Schlafmangel und Drogenkonsum relevant sein. Auf der kognitiven Ebene spielen im Zusammenhang mit Negativsymptomatik spezifische dysfunktionale Gedanken eine Rolle, wie die geringe Erwartung von Freude und Erfolg oder Zweifel im

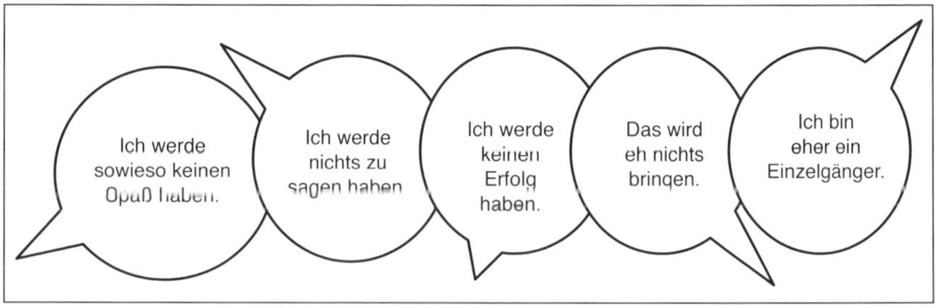
Ich werde sowieso keinen Spaß haben.
Ich werde nichts zu sagen haben
Ich werde keinen Erfolg haben.
Das wird eh nichts bringen.
Ich bin eher ein Einzelgänger.

Abbildung 13: Dysfunktionale Annahmen im Zusammenhang mit Negativsymptomatik (Beck, Rector, Stolar & Grant, 2009)

Hinblick auf die eigenen Fähigkeiten. Auf der Ebene der persönlichen Fähigkeiten können u. a. neuropsychologische Defizite, Defizite im Problemlösen oder in der sozialen Kompetenz eine Rolle spielen. Manchmal kann es hilfreich sein, Problemsituationen mit Situationen zu kontrastieren, in denen der Patient sich zielgerichtet verhalten hat. Dann kann gemeinsam erarbeitet werden, was in diesen Situationen anders ist. Die hierdurch gewonnenen Erkenntnisse können dann wie im Beispiel in Abbildung 14 dargestellt in eine Verhaltensanalyse, z. B. nach dem SORCK-Modell, eingegeben werden.

Kognitive Interventionen bei Negativsymptomatik

In der Therapie kann dann an unterschiedlichen Punkten der erarbeiteten Problemanalyse gearbeitet werden. Mithilfe der üblichen Techniken der kognitiven Therapie kann z. B. an dysfunktionalen Bewertungen angesetzt werden. Beispielsweise kann das Alles-oder-nichts-Denken (z. B. „Nichts

Situation	Organismus	Reaktion	Konsequenz
Ich wache auf dem Bett auf, nachdem ich mich nach dem Mittagessen nochmal hingelegt hatte. Ich müsste jetzt aufstehen und zum Fußballspielen gehen.	Generell geringes Selbstwertgefühl, Probleme Vorfreude zu empfinden, Anspruch, dass niemand von meinen Problemen erfährt, durch die Quetiapin-Medikation starke Müdigkeit	Gedanklich: „Ich bin noch so müde, ich kann gar nicht spielen." „Das wird eh keinen Spaß machen." „Du wirst dich eh nur blamieren." „Die anderen sind so viel besser." „So wie du aussiehst, lachen die dich nur aus." Emotional: Angst, Traurigkeit, Wut Physiologisch: Müdigkeit, Übelkeit, Magenbeschwerden, erhöhtes Arousal Motorisch: Liege im Bett, schaue starr an die Decke, grübele weiter, schlafe immer mal wieder ein, bis es zu spät ist, noch hinzugehen.	Kurzfristig: Erleichterung, Erholung durch das Liegenbleiben/Einschlafen, durch das Einschlafen Reduktion negativer Gedanken Langfristig: Abends dann Enttäuschung über das eigene „Versagen"w, weitere Verschlechterung meines Selbstwertgefühls, weiterer Verlust sozialer Kontakte, Stimmungsverschlechterung durch Aktivitätenmangel

Abbildung 14: Beispiel für ein ausgefülltes SORCK-Modell

wird mir mehr Spaß machen") erarbeitet werden, dass es verschiedene Intensitäten von Spaß gibt, die sich zwischen absoluter Erfüllung auf der einen Seite und gähnender Langeweile auf der anderen Seite bewegen. Ferner kann hinterfragt werden, inwiefern dieses Denken für den Patienten nützlich ist (hedonistische Disputation). Auf der Verhaltensebene werden die in der Depressionstherapie entwickelten Techniken zum Aufbau positiver Aktivitäten angewendet. Um den Zusammenhang zwischen Stimmung und Aktivität zu verdeutlichen, wird der Patient instruiert, Selbstbeobachtungsprotokolle zur Erhebung einer Aktivitäten-Baseline zu führen und dabei auch zu notieren, wie viel Freude ihm diese Aktivität gemacht hat und wie er sich während und nach der Aktivität gefühlt hat. Im Anschluss wird dann mit dem Aufbau von angenehmen Aktivitäten begonnen. Dabei wird der Patient angeleitet, angenehme Aktivitäten nach und nach in seinen Alltag zu integrieren (Lincoln, 2014).

Aktivitätenaufbau bei Negativsymptomatik

Arbeit an weiteren aufrechterhaltenden Faktoren bei Negativsymptomatik

Je nach Ergebnis der individuellen Problemanalysen kann es wichtig sein, auch an weiteren spezifischen Aspekten zu arbeiten, die zur Aufrechterhaltung der Negativsymptomatik beitragen. Hierzu zählen beispielsweise das Fehlen bestimmter Fertigkeiten, Positivsymptomatik, komorbide Angststörungen, externe Faktoren (z. B. familiäre Faktoren, Arbeitssituation, reizarme Umgebung). In diesen Fällen kann auf andere Bausteine der KVT zurückgegriffen oder andere Interventionen, wie Fertigkeitentrainings oder Familientherapie zusätzlich durchgeführt werden. Gegebenenfalls ist auch eine weitere Anpassung der Medikation empfehlenswert.

Überblick über Interventionen bei Negativsymptomatik

- Validieren und Normalisieren
- Erarbeiten motivierender Ziele
- Erstellen von individuellen Problemanalysen
- Entwicklung von Erklärungsmodellen für die Entstehung und Aufrechterhaltung
- Arbeit an den auslösenden und aufrechterhaltenden Bedingungen durch kognitive Techniken, Aktivitätenaufbau und gegebenenfalls Fertigkeitentrainings (z. B. Soziales Kompetenztraining)

4.1.7 Arbeit an auslösenden und aufrechterhaltenden Faktoren und Komorbiditäten

Aus den beschriebenen Störungsmodellen ergeben sich zudem einige weitere Ansatzmöglichkeiten bei der Behandlung von Psychosen. Hierzu zählen dysfunktionale Grundannahmen, emotionale Prozesse aber auch komorbide Symptome und Störungen.

Arbeit an dysfunktionalen Schemata und Emotionsregulationsdefiziten. Wie bereits ausgeführt, weisen zahlreiche Forschungsergebnisse auf die Bedeutung von negativen Selbstkonzepten (z. B. „ich bin schwach, ich bin weniger wertvoll als andere“) bei der Entstehung und Aufrechterhaltung von psychotischen Symptomen hin. Deshalb ist die Verbesserung von Selbstakzeptanz ein wichtiger Bestandteil der Therapie. Dies geschieht durch die Disputation negativer Selbstkonzepte unter Verwendung der klassischen Techniken der kognitiven Therapie (z. B. empirische Disputation). Ergänzend können gegebenenfalls schematherapeutische Elemente sensu Young einbezogen werden (vgl. z. B. Jacob & Arntz, 2015). Wir haben gute Erfahrungen damit gemacht, Stuhldialoge durchzuführen, weil für den Patienten komplizierte Emotionszustände und Kognitionen sortiert und damit eher bewältigt werden können. Hier kann zum Beispiel der Dialog mit dem inneren Kritiker hilfreich sein (vgl. Abb. 15). Im Buch *Mit Stift und Stuhl* von Susanne Hedlund (2011) finden sich viele weitere gut beschriebene Übungen, die man angepasst an die jeweilige Belastbarkeit auch mit Psychosepatienten durchführen kann.

Um die veränderten Erkenntnisse im Verhalten umzusetzen, wird der Patient zur Wiederaufnahme positiver, belohnende Aktivitäten (insb. soziale Inter-

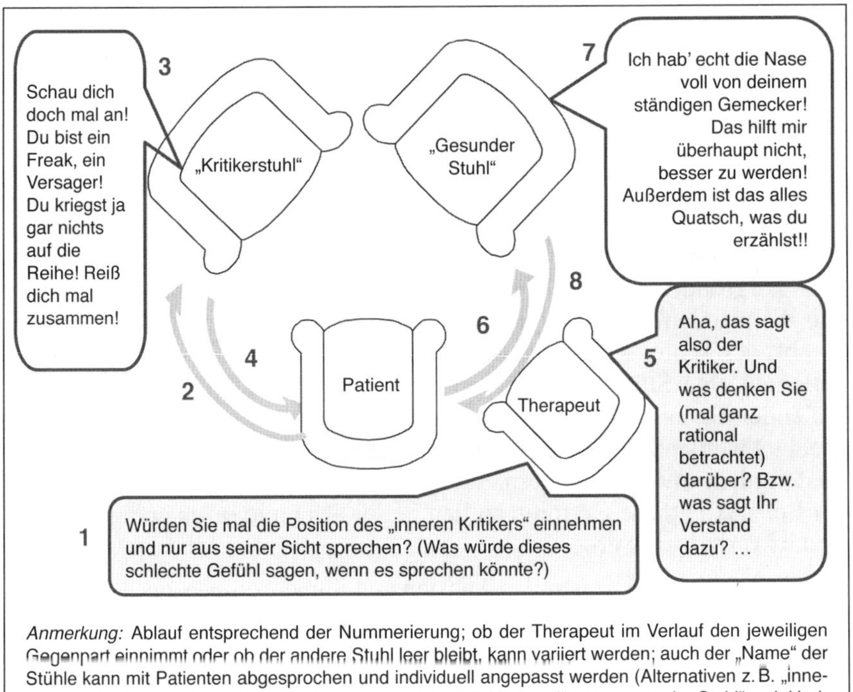

Anmerkung: Ablauf entsprechend der Nummerierung; ob der Therapeut im Verlauf den jeweiligen Gegenpart einnimmt oder ob der andere Stuhl leer bleibt, kann variiert werden; auch der „Name“ der Stühle kann mit Patienten abgesprochen und individuell angepasst werden (Alternativen z. B. „innerer Antreiber“ statt „Kritiker“ oder „Ressourcenstuhl“ oder „Verstand“ statt „gesunder Stuhl“; vgl. Hedlund, 2011).

Abbildung 15: Beispiel für einen Dialog mit dem inneren Kritiker

aktionen) motiviert, die dazu geeignet sind, ein positiveres Selbstkonzept zu bestätigen.

Modifikation dysfunktionaler Schemata mit kognitiven und verhaltensbasierten Interventionsmethoden

Zudem können Therapeuten auch Interventionen einsetzen, die direkt an emotionalen Prozessen ansetzen, um negative Affektzustände und Emotionsregulationsfertigkeiten zu verbessern. Hierzu zählen auch achtsamkeitsbasierte Interventionen, die sich grob in drei Kategorien einordnen lassen: Ansätze, die sich in den Meditationsübungen auf die Wahrnehmungs- und Aufmerksamkeitsaspekte konzentrieren, Ansätze, die auf Vermittlung einer akzeptanzorientierten Haltung fokussieren, und Ansätze, die über „Kindness- and compassion"-Meditationen gezielt positive Emotionszustände fördern.

Imaginationsbasierte Ansätze zur Emotionsregulation

Mitgefühlsfokussierte Imaginationsübungen oder Competitive Memory Training können zum Beispiel genutzt werden, um Selbstakzeptanz und positive Emotionen zu fördern (Ascone, Sundag, Schlier & Lincoln, 2016; van der Gaag, van Oosterhout, Daalman, Sommer & Korrelboom, 2012). Auch Übungen aus der Akzeptanz- und Commitment-Therapie können Patienten helfen, mehr emotionale Distanz zu ihren Gedanken zu bekommen (Bach & Hayes, 2002). Einige dieser Übungen sind in Mehl und Lincoln (2014) genauer dargestellt.

Arbeit an komorbider Symptomatik. Bezüglich der Behandlung von komorbiden Störungen kann in der Regel auf für das Zielsymptom gängige Interventionen zurückgegriffen werden. Exemplarisch gehen wir an dieser Stelle auf die Behandlung von komorbiden Schlafstörungen, Generalisierter Angststörung und Posttraumatischer Belastungsstörung ein, für die entsprechende Therapiestudien vorliegen.

Behandlung von Schlafstörungen

Bei Schlafstörungen bestünde der Therapieansatz entsprechend in einer Psychoedukation über Schlaf, Verbesserung der Schafhygiene, Einführung eines festen Schlaf-Wach-Rhythmus, Stimuluskontrolle und Förderung der Tagesaktivität (vgl. Waite et al., 2016). Besonderheiten bei Patienten mit Psychosen können dabei spezielle Ängste vor dem Zubettgehen zum Beispiel aufgrund verstärkt wahrgenommener Halluzinationen oder aufgrund von Wahngedanken sein (vgl. z. B. Fallbeispiel von Herrn C. auf S. 47, der glaubt, der Teufel würde ihn im Schlaf holen). Außerdem liegt bei vielen Patienten eine Störung der zirkadianen Rhythmik allein schon aufgrund fehlender Tagesstruktur vor. Zudem sollte auch auf die Schlafumgebung geachtet werden; wegen des desorganisierten Verhaltens schlafen einige Patienten nicht im Bett, sondern z. B. auf dem Sofa (einige haben nicht mal ein Bett). Alle diese Faktoren sollten in der Therapie offen erfragt und bei Bedarf verbessert werden.

Reduktion von übermäßigem Sorgenverhalten

Für die Therapie von generellen Ängsten und Sorgen können aus der Behandlung der generalisierten Angststörung (GAS) bekannte Techniken eingesetzt werden. Als hilfreich, auch für die Reduktion von Wahn, haben sich z. B. folgende Interventionen erwiesen: Psychoedukation über Sorgen, Identifikation dysfunktionaler Annahmen über Sorgen, Analyse von individuellen Auslösern des Sorgenverhaltens und Erarbeitung eines Teufelskreis-Modells, Verwendung von „Sorgen-Zeiten", hilfreiche Aktivitäten und Coping-Strategien im Umgang mit Sorgen (z. B. auch Entspannungsübungen) und Lernen, Sorgen „loszulassen". Diese werden z. B. in Becker und Margraf (2016) beschrieben.

Behandlung von posttraumatischen Belastungssymptomen

Bei Vorliegen einer komorbiden Posttraumatischen Belastungsstörung können sowohl klassische Expositionsverfahren als auch EMDR zur Behandlung angewendet werden. Der Einsatz der Verfahren ist dabei nicht nur sicher im Sinne von „nicht schädlich", sondern auch nachweislich wirksam im Hinblick auf die Reduktion der Traumasymptomatik (van den Berg et al., 2015).

Bei komorbidem Substanzmissbrauch sollten vor allem Informationen über die damit verbundenen Risiken sowie mögliche Interaktionen mit der Medikation (z. B. bei extremem Nikotinabusus) vermittelt und gemeinsam an der Reduktion des Substanzgebrauchs gearbeitet werden, sofern sich dieser als hinderlich für die Erreichung der Therapieziele erweist. Auch hier können etablierte Verfahren wie z. B. Motivational Interviewing eingesetzt werden.

Merke:

Viele Therapeuten scheuen sich, Methoden anzuwenden, die emotionale Reaktionen aktivieren oder Imaginationstechniken verwenden, aus Angst, die psychotische Symptomatik zu verstärken. Hierfür gibt es jedoch keinen Anlass. Auch emotionsaktivierende Imaginationsübungen wie bei achtsamkeitsbasierten Therapieverfahren üblich oder expositionsbasierte Verfahren haben sich bislang als ungefährlich und oft als sehr hilfreich im Einsatz bei Psychosen erwiesen.

4.1.8 Rückfallprävention

Die Rückfallprophylaxe erfolgt zum einen auf Basis der zugrunde liegenden Faktoren, zum anderen durch Erkennen von Warnsignalen und der Vorbereitung von günstigen Umgangsweisen damit

Im letzten Abschnitt der Therapie geht es darum, mit dem Patienten zu erarbeiten, wie mögliche Rückfälle verhindert werden können bzw. wie man sie möglichst günstig beeinflusst. Die Rückfallprophylaxe erfolgt auf unterschiedlichen Ebenen: zum einen auf Basis der zugrunde liegenden Faktoren (zum Beispiel Selbstwert, Stressbewältigung, Verbesserung äußerer Umstände etc.), zum anderen direkter am Symptom durch Erkennen von Warnsignalen und ersten Symptomen und der Erarbeitung von günstigen Umgangsweisen mit den jeweiligen Signalen bzw. Symptomen. Zunächst sollten also auf Basis der bisherigen Therapie nochmals die Maßnahmen zusammengefasst werden, die die grundsätzliche Belastung reduzieren. Zusätzlich sollte der Patient darauf vorbereitet werden, frühe Anzeichen oder erste Symptome einer erneuten Episode zu erkennen. Hierzu werten Therapeut und Patient zunächst gemeinsam die Verläufe (äußere Faktoren sowie Verhalten, Gefühle und Gedanken des Patienten) im Vorfeld der letzten oder auch vorangehenden psychotischen Episoden aus (Lincoln, 2014). Dabei

Erste Anzeichen für Symptome aus der Vorgeschichte herausarbeiten

Krisenplan	
Signale	**Maßnahmen**
Sehr frühe Warnsignale: Ich schlafe unruhiger und fühle mich etwas gereizt. Ich rauche mehr.	Ich gehe früher ins Bett. Ich treibe etwas mehr Sport und gehe mehr an die frische Luft. Ich versuche, mein Arbeitspensum für einige Tage ein bisschen zu verringern.
Frühe Warnsignale: Ich ziehe mich zu Hause viel in mein Zimmer zurück, liege mehr als gewöhnlich im Bett, merke, dass ich mich zur Arbeit extrem antreiben muss, bin schon zweimal nicht hingegangen, fange an, mich vermehrt mit meiner Freundin zu streiten.	Ich frage einen guten Freund, ob er Veränderungen an mir bemerkt hat. Ich versuche, Stress noch weiter zu reduzieren und mir etwas Gutes zu gönnen. Ich versuche, bestehende Belastungen und Probleme zu lösen. Ich hinterfrage wiederkehrende negative Gedanken und versuche, mich nicht von meiner Stimmung mitreißen zu lassen. Ich hole mir, wenn nötig, hierfür Hilfe.
Späte Warnsignale: Ich habe das Gefühl, dass andere über mich reden und über mich lachen. Selbst Fußballspielen macht mir keinen Spaß mehr. Meine Freundin sagt, ich sei etwas verändert.	Ich versuche, mich von meinen Gefühlen nicht überwältigen zu lassen. Achte gezielt auf Gegenbeweise, überprüfe, ob mich die anderen tatsächlich auslachen, z. B. indem ich offen mit meiner Freundin darüber rede. Parallel rufe ich meinen Arzt/Therapeuten an und mache vorsorglich schon mal einen Termin aus und bitte ihn, sich bei mir zu melden, falls ich nicht erscheine. Evtl. bitte ich meinen Arzt, die Medikamentendosis vorübergehend zu erhöhen.
Erste Symptome: Ich höre wieder Stimmen, die gegen mich gerichtet sind. Ich habe das Gefühl, dass andere mir schaden wollen.	Ich schaue mir noch mal die Unterlagen aus der Therapie an und versuche, meine Überzeugungen zu hinterfragen. Ich rufe meinen Therapeuten an und bitte um einen Auffrischungstermin.
Ernste Symptome: Ich fühle mich verfolgt und bin nicht mehr bereit, selbst zum Arzt zu gehen und um eine Einschätzung meines Zustandes zu bitten.	Für diesen Fall habe ich meine Freundin gebeten, bei der Ambulanz des PKH anzurufen und Herrn Meier zu bitten, dass er mir einen Besuch abstattet und mich mit sanftem Druck entweder zu einer vorübergehenden Erhöhung der Medikamente oder zu einem kurzen Aufenthalt in der Klinik überredet. Auf keinen Fall möchte ich eine Depotspritze Haldol bekommen oder auf die Station 7.8 eingewiesen werden!

Abbildung 16: Beispiel für einen Krisenplan (leicht modifiziert aus Lincoln, 2014)

empfiehlt sich die Verwendung eines Kalenders, in dem wichtige Ereignisse wie Geburtstage, Reisen und Feste als Ankerpunkte eingetragen werden, die dem Patienten bei der Erinnerung helfen. Hier kann ggf. die Einbindung von Angehörigen oder Freunden hilfreich sein, die sich teils besser, teils an andere Aspekte aus dieser Zeit erinnern. Typische Frühwarnzeichen sind z. B. Schlafstörungen, Gereiztheit, starker Rückzug, Geräuschempfindlichkeit oder verstärktes Misstrauen. Der Patient wird dann ermutigt, das erarbeitete Wissen über individuelle Frühwarnzeichen und Auslöser anzuwenden, um Signale in der Zukunft rechtzeitiger zu erkennen und therapeutische Strategien anzuwenden (z. B. „Ich weiß, dass ich, wenn ich unter Druck komme, dazu neige, anderen stärker zu misstrauen. Wenn ich wieder anfange, Mitbewohner zu verdächtigen, Dinge absichtlich zu verlegen, erinnere ich mich daran, dass dies ein Stresssymptom sein könnte und ich die Dinge ruhiger angehen lassen sollte“). Die individuell erarbeiteten Ergebnisse können dann anschaulich in einer Tabelle bzw. einem Rückfallplan wie im Beispiel in Abbildung 16 integriert werden. Die unterschiedlichen Stufen der Warnsignale können zudem mit Farben gekennzeichnet werden (analog zu einer Ampel). Der Plan kann auch in der Therapie immer mal wieder aufgegriffen werden („Sind Sie noch im grünen Bereich?“). Zudem sollte der Patient den Plan nach Möglichkeit immer zur Hand haben oder bei sich irgendwo sichtbar platzieren.

Frühwarnzeichen erkennen, um rechtzeitig erlernte therapeutische Strategien anzuwenden

Neben der Warnsignaltabelle kann auch eine generelle Stresswaage erarbeitet werden, die den Patienten dafür sensibilisieren soll, Belastungen nicht überhand nehmen zu lassen (siehe Abb. 17).

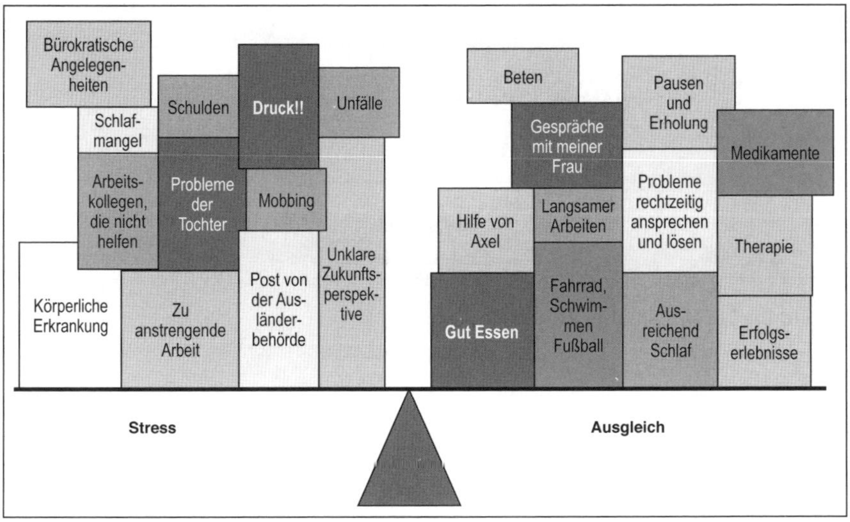

Abbildung 17: Beispiel für eine Stresswage (Lincoln, 2014)

Katastrophisierende Bewertung von Rückfällen vermeiden

Gleichzeitig muss darauf geachtet werden, katastrophisierende Bewertungen von Rückfällen zu vermeiden, die durch eine übermäßige Sensibilisierung für Frühwarnzeichen noch weiter verstärkt werden könnten, wie in Abbildung 18 dargestellt.

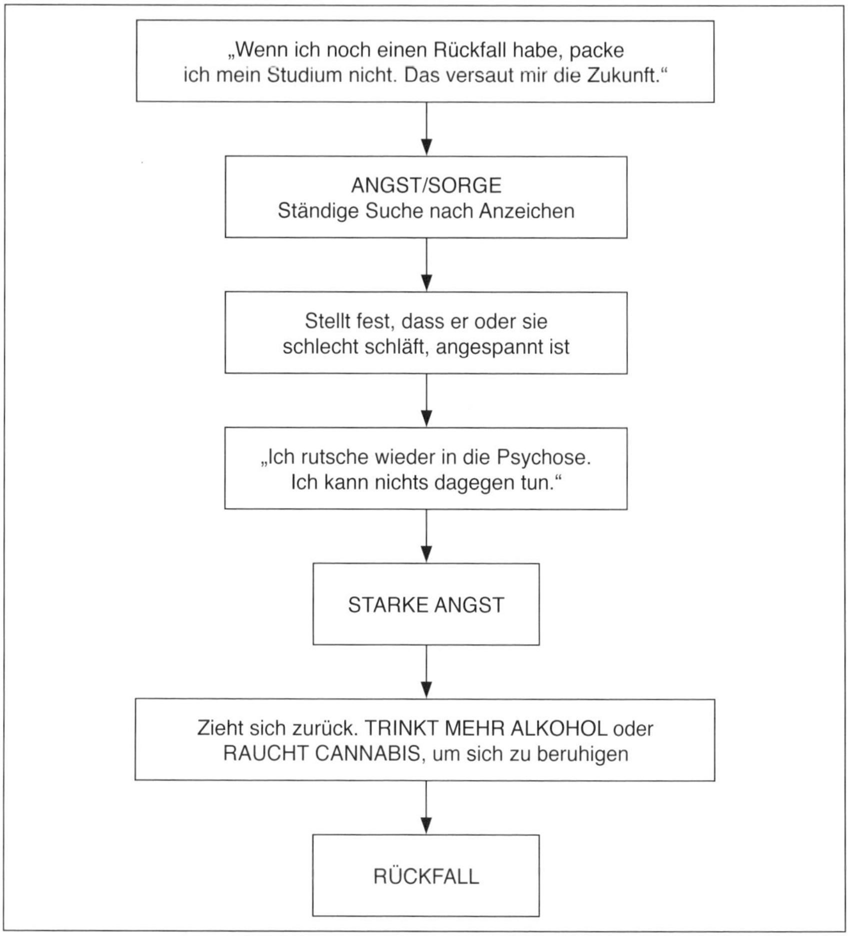

Abbildung 18: Rückfallspirale (aus Lincoln, 2014)

Ebenso kann eine katastrophisierende Bewertung von Rückfällen zu einem Ausblenden der Frühwarnzeichen führen. Das heißt, der Patient will anfangs gar nicht erkennen, dass sich ein Rückfall ankündigt, weil es ihn zu sehr belastet oder sein Selbstkonzept bedroht („Ich bin *doch* verrückt! Die anderen hatten recht! Das darf nicht sein! Jetzt muss ich *doch* ein Leben lang Medikamente nehmen").

Beachte:

Bei der Rückfallprävention sollte der Therapeut die richtige Balance zwischen dem Sensibilisieren des Patienten für Rückfälle und der Vermeidung von übermäßiger Angst vor Rückfällen finden. Die Kernbotschaft ist, dass Rückfälle vorkommen können, keine Katastrophe sind und nicht immer verhindert werden können. Dennoch können die Patienten dazu beitragen, sie zu reduzieren, indem sie ein gutes Gespür für Anzeichen von Belastungen und Veränderungen entwickeln, die psychotischen Episoden vorangehen, und dann rechtzeitig die in der Therapie erarbeiteten Wege zur Entlastung finden, um Symptomen vorzubeugen.

4.2 Verhaltenstherapeutische Familieninterventionen

Symptomatik löst häufig Konflikte innerhalb der Familie aus

Akute psychotische Symptome verursachen oft selbst bei engen Bezugspersonen Unverständnis und Ablehnung oder Hilflosigkeit. Ferner beschäftigt die Angehörigen nach Abklingen der akuten Symptome ebenfalls die Angst vor Rückfällen sowie verlorenes Vertrauen. Auch aus Unwissenheit drängen sie häufig darauf, dass der Patient seine Medikamente möglichst „brav“ (O-Ton einer Mutter in einem Familiengespräch) einnimmt. Diese Haltung kann wiederum ihre Beziehung zum Patienten belasten. Dabei leiden Angehörige nicht nur unter der akuten Positivsymptomatik der Patienten. Auch Negativsymptome wie sozialer Rückzug, Antriebsminderung oder Affektverflachung können zu Missverständnissen führen und damit Konflikte begünstigen. Vor dem Hintergrund, dass Konflikte innerhalb der Familie und der familiäre Kommunikationsstil jedoch einen erheblichen Einfluss auf den Krankheitsverlauf haben können (Butzlaff & Hooley, 1998), haben familienfokussierte Interventionen seit jeher einen großen Stellenwert in der Behandlung psychotischer Störungen. Es gibt prinzipiell eine große Bandbreite familientherapeutischer Interventionen. Diese Bandbreite reicht von systemischen Ansätzen bis hin zu strukturierten verhaltenstherapeutisch ausgerichteten Interventionen, die auf Fertigkeiten fokussieren. Systemisch orientierte Ansätze zielen auf die Funktion ab, die die psychotischen Verhaltensweisen in der Familie (oder dem erweiterten System) haben. Symptome werden unter anderem als eine kreative Leistung zur Lösung existenzieller Probleme angesehen. Ziel der Behandlung ist, den Leidensdruck zu reduzieren, indem das gegenseitige Verständnis für die Wünsche und Bedürfnisse der jeweiligen anderen Personen innerhalb des Systems verbessert wird. In der Behandlung geht es dann darum, die Kommunikation innerhalb des Systems (also z. B. der Familie des Betroffenen) zu stärken oder überhaupt zu etablieren. Dabei werden entsprechende systemische Interventionen, wie zirkuläres Fragen (z. B. „Was denken Sie, Herr F. (Patient) was Ihre Mutter dazu sagen würde?“), Reframing, bei dem – ähnlich wie in der kognitiven Therapie –

die Interpretation, die einem Verhalten zugemessen wird, verändert wird (z. B. psychotisches Erleben als Versuch der Aufarbeitung eines sehr belastenden Problems), das Verhalten von dahinterliegenden Absicht getrennt (z. B. Rückzug als Versuch sich eine Erholungspause zu verschaffen) oder das Verhalten in einen anderen Kontext gebracht und so als Stärke gesehen wird (z. B. Stimmenhören in religiösen Kontexten als Stärke). Retzer schlägt zudem vor, das Problem in konkret definierbares Verhalten zu übersetzen, indem z. B. der Vater einer Patientin gefragt wird: „Was tut Ihre Tochter, dass Sie als psychotisch bezeichnen?" (für eine nähere Beschreibung siehe Retzer, 2004).

Systemische Ansätze zielen auf die Funktion ab, die psychotische Verhaltensweisen in der Familie haben und fördern die Kommunikation innerhalb der Familie

Einige neuere systemische Ansätze orientieren sich an der aus Skandinavien stammenden „bedürfnisangepassten" Behandlung (Alanen, 2001), ein komplexes, sehr stark individualisiertes Behandlungsangebot, in dem ein besonderer Fokus auf ein positives Verhältnis zum sozialen Umfeld des Patienten gelegt wird. Zu diesem Ansatz zählt auch der „Open dialogue"-Ansatz. Das Besondere an diesem Behandlungsangebot ist die gemeinsame Betreuung von Patienten durch ein interdisziplinäres Behandlerteam, das den Patienten über den gesamten Genesungsprozess begleitet, die aufsuchende Behandlung (die Therapie findet auch im häuslichen Kontext des Patienten statt), der Einbezug möglichst aller Beteiligten und der vergleichsweise geringe Einsatz von Medikamenten (die meisten Patienten mit ersten psychotischen Episoden werden nicht medikamentös behandelt).

Ziel von verhaltenstherapeutischen Familieninterventionen ist es, den Störungsverlauf durch verbessertes Verständnis von und besseren Umgang mit der Störung günstig zu beeinflussen

Psychoedukative verhaltenstherapeutische Familieninterventionen zielen hingegen darauf ab, das Verständnis der Familie über die psychotische Störung zu erhöhen sowie den Umgang mit der Störung innerhalb der Familie zu verbessern und hierdurch den Störungsverlauf günstig zu beeinflussen.

Verhaltenstherapeutische Interventionen beginnen daher in der Regel mit einem psychoedukativen Teil, der auf den Vulnerabilitäts-Stress-Modellen aufbaut und darauf abzielt, den Patienten und seine Angehörigen für den Einfluss von Stressoren zu sensibilisieren, die Motivation für eine regelmäßige Einnahme der Medikation zu stärken und Krankheitsanzeichen frühzeitiger zu erkennen.

Einige Ansätze beschränken sich auf Psychoedukation, andere sind weiter gefasst und integrieren Fertigkeitentrainings

Während einige Ansätze sich auf die Psychoedukation beschränken und manche in Form von Angehörigengruppen auch ohne Anwesenheit des Patienten durchgeführt werden, bestehen viele der evaluierten Ansätze aus einer Kombination von Psychoedukation und verschiedenen Fertigkeitentrainings (z. B. Trainings der Kommunikation, der sozialen Kompetenz oder Problemlösefertigkeiten) unter Einbezug des Patienten und seiner Familie. Einige Ansätze beziehen sich dabei ausdrücklich auf die Befunde zur Expressed Emotion und zielen darauf ab, Kritik und überinvolviertes Verhalten der Angehörigen durch eine verbesserte Kommunikation zu reduzieren. Auch Trainings der familiären Problemlösefertigkeiten finden sich als häufige Komponente. Dabei richten sich die Maßnahmen nicht nur auf Probleme des Patienten, sondern es wird versucht, die Lebensqualität der gesamten Familie zu verbessern.

Exemplarisch wird im Folgenden das weit verbreitete Programm von Falloon, Boyd und McGill (1984) vorgestellt, für das sich eine detaillierte deutschsprachige Beschreibung in einem Therapiemanual von Hahlweg et al. (2006) findet, an dem sich auch die nachfolgende Darstellung des Vorgehens orientiert. Dieser Ansatz wird in Abgrenzung zu systemischen und rein psychoedukativen Ansätzen als verhaltenstherapeutische Familienbetreuung bezeichnet und besteht aus Psychoedukation, Kommunikations- und Problemlösetraining.

Die verhaltenstherapeutische Familienbetreuung besteht aus Psychoedukation, Kommunikations- und Problemlösetraining

4.2.1 Rahmenbedingungen und Vorbereitung

Die verhaltenstherapeutische Familienbetreuung ist vor allem dann indiziert, wenn der Patient noch engen Kontakt zur Familie hat (z. B. im gemeinsamen Haushalt lebt) oder wenn Konflikte in der Familie den Patienten stark belasten. Voraussetzung ist, dass sich sowohl die Familienmitglieder als auch der Patient bereit erklären, an der Familienintervention teilzunehmen. Es empfiehlt sich, Sitzungen z. T. im Haushalt der Familie durchzuführen, um die Generalisierung des Erlernten auf die häusliche Umgebung zu erleichtern und sich als Therapeut einen besseren Eindruck der familiären Situation zu verschaffen.

Indikation bei engem Familienkontakt oder belastenden familiären Konflikten

Einige Sitzungen nach Möglichkeit auch in der häuslichen Umgebung durchführen

Als Vorbereitung auf die eigentliche Therapie werden zunächst mit allen Beteiligten Gespräche geführt, in denen die Entwicklung der Störung, aktuelle familiäre Probleme, mögliche Kommunikationsdefizite in der Familie, aber auch die Stärken des Patienten und der Familie exploriert werden. Daneben werden spezifische Therapieziele für jeden Beteiligten festgelegt.

4.2.2 Informationsvermittlung

Die psychoedukative Phase dauert meist mehrere Sitzungen. Ihr Hauptziel ist es, den Betroffenen und ihren Angehörigen gemeinsam die Kombination von medikamentöser und psychologischer Therapie in Form von Familienbetreuung zu erklären. Des Weiteren gilt es, Missverständnisse und Vorurteile über Schizophrenie abzubauen. Ferner sollen durch die Vermittlung von Vulnerabilitäts-Stress-Modellen auch Wege für einen verbesserten Umgang mit der Störung (z. B. über die Reduktion individueller Stressoren) aufgezeigt werden. Zu der Psychoedukation zählt auch die Aufklärung darüber, dass es zu Rückfällen kommen kann und wie diese möglicherweise frühzeitiger erkannt und gegebenenfalls sogar verhindert werden können. Eine wichtige Rolle spielt auch die Aufklärung über die Vor- und Nachteile einer Medikation, den Umgang mit Nebenwirkungen und Gefahren eines plötzlichen Absetzens der Medikation. Durch die Psychoedukation sollen sowohl der Patient als auch seine Familienangehörigen zu Experten der Störung und ihrer Bewältigung gemacht werden. Wichtig ist, dass das Störungswissen in einer Form vermittelt wird, die die Familie motiviert, gemeinsam

Durch die Wissensvermittlung werden der Patient und seine Angehörigen zu Experten bzgl. der Störung und ihrer Bewältigung

an der Bewältigung zu arbeiten. Hierzu sollte die Möglichkeit eines günstigen Verlaufs unterstrichen werden. Auch Beispiele von Patienten, die gemeinsam mit ihrer Familie einen konstruktiven Umgang mit der Störung gefunden haben und denen es heute gut geht, können motivierend sein.

Zentrale Bestandteile der psychoedukativen Phase

- Vermittlung des Therapierationals
- Abbau von Missverständnissen und Vorurteilen
- Vermittlung von Vulnerabilitäts-Stress-Modellen
- Thematisierung vom Rückfallrisiko und Möglichkeiten der Vorbeugung
- Umgang mit Medikamenten
- Förderung der Motivation und Kompetenz zur gemeinsamen Bewältigung der Störung

4.2.3 Kommunikationstraining

Training des angemessenen Ausdrucks eigener Gefühle und Wünsche

Auf die psychoedukative Phase folgen etwa drei bis vier Sitzungen zur Vermittlung von Kommunikationsfertigkeiten. Dazu werden Rollenspiele durchgeführt, in welchen die Familienmitglieder angeleitet werden, negative und positive Gefühle angemessen auszudrücken und den Wunsch nach Verhaltensänderung vorzutragen. Um die Motivation zum weiteren gemeinsamen Training zu erhöhen, beinhaltet die erste Übung das Ausdrücken positiver Gefühle. Dabei werden die Familienmitglieder aufgefordert, anhand einiger kurzer einfacher Regeln (vgl. Kasten) nacheinander positive Gefühle, die sie gegenüber den anderen Familienmitgliedern empfinden, zum Ausdruck zu bringen.

Kommunikationsregeln (Hahlweg et al., 2006)

Allgemeine Regeln
- Den Gesprächspartner anschauen.
- Das Wort „ich“ (statt „man“) gebrauchen, wenn ich über mich spreche.

Äußern positiver Gefühle
- Genau beschreiben, was mir gefallen hat
- Sagen, wie ich mich dabei gefühlt habe.

Wünsche äußern
- Den Gesprächspartner anschauen.
- Ihm genau beschreiben, worum ich ihn bitte.
- Sagen, wie ich mich dabei fühlen würde.

Negative Gefühle ansprechen

- Konkret beschreiben, was mir missfallen hat.
- Beschreiben, wie ich mich dabei gefühlt habe.
- Einen Vorschlag machen, wie er/sie dies in Zukunft vermeiden kann.

Aktives Zuhören

- Aufnehmend zuhören (Nicken, bestätigende verbale Äußerungen).
- Gehörtes zurückmelden, zusammenfassen.
- Bei Unklarheiten nachfragen.

Zu Beginn des Kommunikationstrainings werden die Familienmitglieder nacheinander gebeten, ein positives Gefühl zu benennen, das durch ein anderes Familienmitglied ausgelöst wurde (z. B. „Es hat mich gefreut, dass du mir gestern ein Kompliment für meine Kleidung gemacht hast. Dadurch habe ich gemerkt, dass du auf mich achtest und auch schöne Dinge bemerkst"). Der Therapeut achtet darauf, dass jedes Familienmitglied einmal die Sprecherrolle und einmal die Rolle des Zuhörers übernimmt. In den darauffolgenden Sitzungen werden in weiteren Rollenspielen das konstruktive Mitteilen von Wünschen, das spezifische Ausdrücken negativer Gefühle und aktives Zuhören geübt. Dabei hat der Therapeut darauf zu achten, dass besonders die Regeln beim aktiven Zuhören richtig verstanden wurden und umgesetzt werden. Die Regel, zunächst sicherzustellen, dass die Äußerung des Sprechers verstanden wurde, verringert die Wahrscheinlichkeit impulsiver Reaktionen wie Gegenkritik oder Rechtfertigung. Besondere Aufmerksamkeit muss ferner darauf gerichtet werden, dass die Familienmitglieder neben den verbalen auch die nonverbalen Verhaltensaspekte nach und nach erlernen. Das Gelernte wird in Form von Hausaufgaben weiter verfestigt.

4.2.4 Problemlösetraining

Etwa von der siebten oder achten Sitzung an werden mit den Familien Problemlösetrainings durchgeführt. Die Familienmitglieder sollen lernen, gemeinsame Probleme (z. B. Meinungsverschiedenheiten über Haushaltsaufgaben des erkrankten Familienmitglieds, aber auch Schwierigkeiten anderer Familienmitglieder, ihre eigenen Bedürfnisse zu erfüllen) mithilfe von konkreten Lösungsschemata zu besprechen und zu lösen (siehe Abb. 19).

Alle Familienmitglieder beteiligen sich am Problemlösungsprozess und bringen ihre eigene Sicht auf das Problem ein

Im ersten Schritt wird zunächst das Problem genau definiert. Jedes Familienmitglied hat die Aufgabe, die für sich wichtigen Aspekte des Problems zu beschreiben. Danach werden die einzelnen Aspekte zu einer Problemdefinition zusammengefasst und schriftlich festgehalten. Ein Beispiel für eine gemeinsame Problemdefinition wäre: „Wie kann der Haushalt so gestaltet werden, dass jeder sich im Rahmen seiner Möglichkeiten einbringt?"

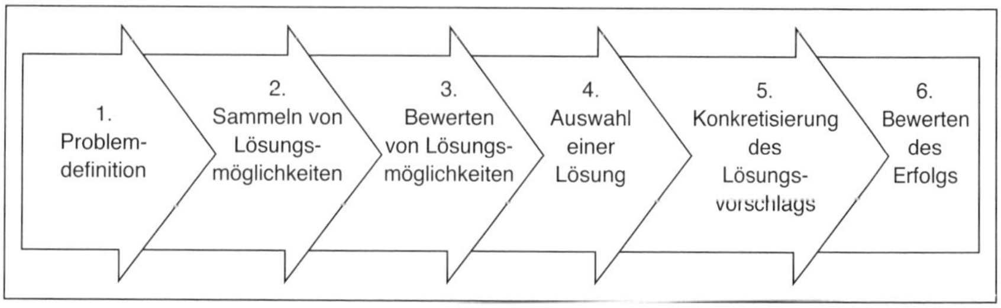

Abbildung 19: Schritte des Problemlöseschemas

Im zweiten Schritt werden Lösungsmöglichkeiten gesammelt. Jedes Familienmitglied wird ermutigt, eigene Vorschläge zu generieren, damit möglichst viele Ideen und Vorschläge gesammelt und (wertungsfrei) protokolliert werden. Lösungsmöglichkeiten könnten sein, dass ein Haushaltsplan erstellt wird, dass das erkrankte Familienmitglied sich nur zwischen 13 und 18 Uhr am Haushalt beteiligen muss oder dass eine Haushaltshilfe eingestellt wird etc.

Darauffolgend werden im dritten Schritt die verschiedenen Lösungsmöglichkeiten diskutiert. Jedem Familienmitglied wird die Möglichkeit gegeben, sich kurz zu jedem Vorschlag zu äußern und aus der eigenen Sicht die Vor- und Nachteile der verschiedenen Vorschläge darzulegen. Die Lösungsvorschläge werden außerdem anhand von Punkten bewertet, die mit einem Plus oder Minus hinter dem Vorschlag vermerkt werden.

Im vierten Schritt wird die beste Lösungsmöglichkeit ausgewählt. Zur Auswahl stehen nur Lösungsvorschläge, die kein Familienmitglied völlig abgelehnt und die am meisten Pluspunkte erhalten haben.

Schritt fünf besteht aus Überlegungen, wie die beste Lösungsmöglichkeit umgesetzt werden kann. Vor der Durchführung wird festgelegt, wer welche Aufgabe übernimmt und was noch im Vorfeld geklärt werden muss (z. B.: „Wo kann eine Anzeige für eine Haushaltshilfe geschaltet werden?“). Außerdem werden mögliche Hindernisse und der Umgang mit ihnen besprochen. Für den Erfolg ist eine genaue Operationalisierung des ausgewählten Lösungswegs unabdingbar. Diese wird schriftlich festgehalten.

Im sechsten und letzten Schritt wird rückblickend besprochen, inwieweit die vorangegangenen Schritte funktioniert und zur Lösung des Problems beigetragen haben.

Beginn zunächst mit eng umgrenzten Problemen, im Verlauf Steigerung der Komplexität

Zum Erlernen dieser Problemlösestruktur ist es hilfreich, erst möglichst eng umgrenzte und überschaubare Probleme zu diskutieren. Wenn die Problemlösung dann bei einem kleinen Problem gelungen ist, kann sie anschließend auf komplexere Probleme übertragen werden. Im Verlauf des Problemlösetrainings versucht der Therapeut, so bald wie möglich die Gesprächsleitung an die Familienmitglieder abzugeben. Die Abstände zwischen den Sitzungen werden zunehmend gestreckt, damit die Familien Problemlösesitzungen eigenständig durchführen. In der Regel kann nach etwa drei Monaten von den zunächst wöchentlichen Terminen auf 14-tägig stattfindende Treffen umgestellt werden und darauffolgend ein weiteres Ausschleichen der Therapiesitzungen durchgeführt werden.

Sitzungen in ausschleichender Frequenz

5 Wirksamkeit ambulanter psychologischer Therapieansätze

5.1 Effektivität der individualisierten KVT

Die Effektivität von KVT bei Schizophrenie ist inzwischen in vielen randomisiert kontrollierten Studien (RCT) belegt worden. Typischerweise wird dabei KVT in Kombination mit medikamentöser Behandlung entweder mit Standardbehandlung (Treatment as Usual, TAU; in der Regel ist dies ausschließlich medikamentöse Behandlung in Form kurzer Arztkontakte) oder mit Medikation in Kombination mit einer weiteren psychologischen Intervention (z. B. Psychoedukation, supportive Therapie, freundliches Zuhören) verglichen.

Aufgrund der großen Anzahl an RCTs und dem Vorliegen mehrerer Metaanalysen zur KVT bei Schizophrenie werden im Folgenden schwerpunktartig einige Metaanalysen beschrieben.

TAU-Gruppen Vergleich: Ergebnisse der NICE-Metaanalyse

Eine Metaanalyse aus dem Jahr 2009, die im Rahmen der NICE-Leitlinien (NCCMH, 2014) erstellt wurde, enthielt 31 RCTs. In 19 dieser Studien wurde KVT mit einer Standardbehandlung (TAU) und in 14 Studien mit einer spezifischen Vergleichsbehandlung verglichen, wobei hier zunächst nur auf den TAU-Gruppenvergleich eingegangen wird. Die *allgemeine Schwere der Symptomatik* war sowohl unmittelbar (standardisierte mittlere Differenz [SMD] = –0.27 [95 % KI: –0.45, –0.10]) als auch nach einem Follow-up-Zeitraum von 6 Monaten (SMD = –0.23 [95 % KI: –0.42, 0.04]) und bis zu 12 Monaten (SMD = –0.40 [95 % KI: –0.65, –0.15]) nach einer KVT-Behandlung signifikant niedriger als nach einer TAU-Behandlung. Die Effekte der KVT zusätzlich zur Standardbehandlung erwiesen sich also als zeitlich stabil und befanden sich im kleinen bis moderaten Bereich. Für die Veränderung der *Positivsymptomatik* zeigten sich insgesamt weniger eindeutige Effekte der KVT. Zwar wurden zu Behandlungsende und in einem Follow-up-Zeitraum von 12 Monaten kleine signifikante Effekte gefunden,

Zeitlich stabile kleine bis mittlere Effekte auf allgemeine Symptomatik

die Signifikanz verschwand allerdings, nachdem einige besonders fehleranfällige Studien aus der Analyse ausgeschlossen wurden. Für *Negativsymptomatik* zeigte sich im Vergleich zu TAU erst im Katamnesezeitraum von bis zu 12 Monaten ein signifikanter, kleiner Effekt, der in Katamnesen von 12 bis 24 Monaten mit einer mittleren Effektstärke erhalten blieb. Im Hinblick auf die Abnahme der *Rehospitalisierungsraten* zeigten sich nach Behandlung mit KVT im Vergleich zu TAU durchschnittlich um etwa 8 Tage verkürzte *Rehospitalisierungszeiten* in einem Zeitraum von 12 bzw. 18 Monaten nach Behandlungsende. Auch brachen in den KVT-Bedingungen weniger Patienten die Therapie ab. In Bezug auf das psychosoziale *Funktionsniveau* der Patienten wurden Hinweise auf Verbesserungen in KVT-Behandlungsarmen im Vergleich mit TAU gefunden, wobei sich diese Effekte im kleinen Bereich bewegten und sowohl am Ende der Behandlung als auch in Follow-up-Zeiträumen von 6 Monaten gefunden wurden.

Auf einzelne Symptome (positiv/negativ) sind die Effekte oft weniger eindeutig

Zusammenfassend wird in der britischen NICE-Leitlinie (NCCMH, 2014) die Behandlung mit KVT für alle Stadien schizophrener Störungen empfohlen. Auf Basis der Metaanalysen empfehlen die Autoren bezüglich der Durchführung von KVT die Verwendung eines Behandlungsmanuals, eine Einzeltherapie mit 16 oder mehr Sitzungen und regelmäßige Supervision.

Aktive Kontrollgruppenvergleiche – Ergebnisse einer neueren Metaanalyse

Im aktiven Kontrollgruppenvergleich robuster Effekt auf allgemeine und Positivsymptomatik

Auf Negativsymptomatik keine eindeutigen Effekte

Turner et al. (2014) untersuchte in einem Pool von 17 Studien die Effektivität von KVT im Vergleich zu aktiven Kontrollgruppen. Die Behandlung mit KVT zeigte sich relativ robust – auch unter Ausschluss methodisch schwächerer Studien mit hoher Anfälligkeit für verzerrte Ergebnisse: Im Vergleich zu den anderen Behandlungen zeigte sich die KVT effektiver für die Verbesserung der Gesamtsymptomatik (Hedges' $g=0.16$, 95 % KI 0.04, 0.28) und der Positivsymptomatik (Hedges' $g=0.16$, 95 % KI 0.04, 0.28). Für die Negativsymptomatik zeigte sich kein signifikanter Vorteil der KVT. Die gefundenen Effektstärken für Gesamtsymptomatik und Positivsymptomatik liegen zwar im kleinen Bereich, die Kontrolle möglicher Verzerrungen durch einige Studien sowie die relativ hohe Zahl eingeschlossener Studien (zwischen sieben und 22 Studien pro Vergleich) sprechen jedoch für die Robustheit dieser Befunde.

Übertragbarkeit auf die klinische Praxis

Die Effektivität von KVT für Positivsymptomatik ist auf das ambulante Setting übertragbar

Ferner haben einige Studien untersucht, wie gut die Effekte aus den RCTs in der klinischen Praxis aufrechterhalten werden können. In einer solchen Effektivitätsstudie in Deutschland wurden 80 Patienten mit psychotischen Störungen in einem ambulanten Setting entweder einer KVT oder einer Wartelisten-Bedingung randomisiert zugeordnet (Lincoln et al., 2012). Im

Ergebnis wurde in der KVT-Gruppe eine signifikant größere Verbesserung der Positiv- (Cohens d: 0.66) und der Gesamtsymptomatik (Cohens d: 0.46) gefunden als in der Wartegruppe, wobei sich dies für die Negativsymptomatik nicht zeigen ließ. Die positiven Effekte der Therapie konnten auch im 1-Jahres-Follow-up erhalten bleiben. Diese Studie demonstriert, dass die Effektivität von KVT für Positivsymptomatik auch auf das ambulante Setting in Deutschland übertragen werden kann.

Wirksamkeit für besondere Zielgruppen

Belastbare Hinweise auf Wirksamkeit auch bei unmedizierten Patienten

Patienten, die keine Medikamente einnehmen. Interessanterweise erweist sich KVT auch bei Psychosepatienten, die keine Medikamente einnehmen, als wirksam. Nach einer vielversprechenden Pilotstudie legte die Gruppe um Morrison (Morrison, Turkington et al., 2014) mit einer größer angelegten randomisiert kontrollierten Studie nach, in der 72 Patienten mit ausgeprägter Positivsymptomatik, die seit mindestens 6 Monaten keine antipsychotische Medikation einnahmen, in eine KVT- oder TAU-Bedingung randomisiert wurden. Hier wurde die Gesamtsymptomatik in 3-Monats-Abständen zwischen 3 und 18 Monaten nach der Therapie erhoben. Die Symptomatik war in der KVT-Gruppe konsistent niedriger als in der TAU-Gruppe, mit einer durchschnittlichen Effektstärke im kleinen bis moderaten Bereich (Cohens d = 0.46). Mit dieser Studie ist somit ein erster belastbarer Hinweis dafür erbracht, dass KVT bei ambulanten Patienten, die eine antipsychotische Medikation verweigern, eine sinnvolle Alternative darstellen könnte.

KVT kann Übergang in psychotische Episode verhindern

Patienten in der Prodromalphase. Ferner wurde in mehreren Studien gezeigt, dass KVT ohne begleitende Medikation dazu geeignet ist, bei Personen mit Symptomen der Prodromalphase (aber noch ohne klinisch diagnostizierbare Psychose) den Übergang in eine psychotische Episode zu verhindern. Das Risiko, eine volle klinische Psychose-Diagnose zu erhalten, konnte durch KVT mehr als halbiert werden (Hutton & Taylor, 2013).

Es gibt keine robusten Effekte der KVT auf Negativsymptomatik – hier besteht Verbesserungsbedarf

Patienten mit vorherrschender Negativsymptomatik. Da die ersten KVT-Manuale den Fokus auf Positivsymptomatik gelegt haben und viele sogar gezielt Patienten ausschlossen, die keine persistierende Positivsymptomatik aufwiesen, überrascht es vielleicht nicht, dass die KVT hinsichtlich der Reduktion von Negativsymptomatik weniger überzeugende Ergebnisse aufweist als für die Positivsymptomatik (z. B. Turner et al., 2014). Daher sei hier noch auf zwei Studien hingewiesen, die speziell auf Negativsymptomatik angepasste Varianten der KVT untersuchten. Eine RCT der Gruppe um A. T. Beck ergab, dass individualisierte KVT auch bei Patienten mit ausgeprägter Negativsymptomatik und geringem Funktionsniveau wirksam ist (Grant, Huh, Perivoliotis, Stolar & Beck, 2012). Signifikante Verbesserungen im Vergleich zur Standardbehandlung zeigten sich für das Funktionsniveau (Cohens d = 0.56) und für einige Aspekte der Negativsymptomatik, wie Avolition (Cohens d=.66), wobei nicht alle Aspekte der Negativsymptomatik sich signifikant verbesserten. In einer in Deutschland durchgeführten randomisierten kontrollierten Wirksamkeitsstudie (Klingberg et al., 2011) war eine manualisierte Variante der KVT bzgl. der Reduktion von Negativsymptomatik einem kognitiven Remediationstraining trotz angemessener Stichprobengröße nicht signifikant überlegen. Zusammenfassend muss also festgehalten werden, dass Negativsymptomatik oder ausgeprägte Funktionseinschränkungen zwar keine Kontraindikation für KVT darstellen, dass es aber vermehrter Anstrengung bedarf, um effektivere Interventionen für Negativsymptomatik zu entwickeln und dass KVT anderen Ansätzen bislang nicht überlegen ist, wenn es um die Reduktion von Negativsymptomatik geht (in der Metaanalyse von Turner erwies sich sogar das Soziale Kompetenztraining als effektiver).

5.2 Effektivität der Familienbetreuung

Bei der Wirksamkeit von verhaltenstherapeutischen Familieninterventionen ist zu berücksichtigen, dass auf metaanalytischer Ebene jeweils eine große Bandbreite unterschiedlicher Interventionen zusammengefasst wurde, von denen viele nicht dem oben beschriebenen Konzept der verhaltenstherapeutischen Familienbetreuung entsprechen.

Untersuchte Interventionen sind in Inhalt und Aufbau oft breit gefächert

Insbesondere für die britischen NICE-Leitlinien wurden Familieninterventionen sehr breit definiert, nämlich als spezifische psychologische Interventionen, in denen Familiensitzungen eine unterstützende, psychoedukative oder behandelnde Funktion haben und entweder Problemlösen, Krisenmanagement oder weitere Interventionen mit dem Betroffenen enthalten. In der auf dieser Definition beruhenden sehr sorgfältig durchgeführten Metaanalyse (NCCMH, 2014) finden sich signifikante Effekte für den Rückgang der Positivsymptomatik (ES=–0.46, KI –0.66/–0.26) – oder Negativsymptomatik (ES=–0,26, KI –0.45–0.07) zu Behandlungsende, die aber 12 Monate nach Behandlungsende nicht mehr signifikant blieben. Ferner zeigen sich signifikante Effekte im Hinblick auf die Rehospitalisierungsraten bis zu 12 Monaten nach Behandlungsbeginn (Relatives Risiko=0.54, KI 0.34–0.87), die ebenfalls in späteren Katamnesen ihre Signifikanz einbüßten. Rückfallraten hingegen waren zu fast allen FU-Zeitpunkten signifikant geringer als in den Kontrollbedingungen, z. B. zeigte sich nach 5 Jahren ein Relatives Risiko von 0.83 (KI 0.72/0.96). Dieses Befundmuster wird im Wesentlichen durch eine weitere Metaanalyse von Pharoah et al. (2010) bestätigt, die ebenfalls eine breite Definition von Familienintervention zugrunde legte (Interventionen mit mindestens fünf Sitzungen unter Einbezug der Familie). Diese Metaanalyse fand einen signifikanten Effekt der Familieninterventionen im Hinblick auf Rückfälle (Relatives Risiko 0.55, KI=0.5/0,6) und eine Tendenz zur Reduktion der stationären Wiederaufnahmen (Relatives Risiko 0.78, KI=0.6/1.0) sowie Verbesserungen in der Adherenz mit der medikamentösen Behandlung, der psychosozialen Beeinträchtigung und der familiären Kommunikation. Allerdings kritisieren die Autoren die schlechte methodische Qualität vieler Studien, die die Reliabilität der Ergebnisse einschränkten.

In einer Metaanalyse von Pfammatter et al. (2006) wurde eine etwas engere Definition gewählt und randomisiert kontrollierte Studien inkludiert, die bewältigungsorientierte therapeutische Verfahren, Problemlösetraining oder Psychoedukation unter Einbezug der Familie untersucht hatten. Für die Follow-up-Untersuchungen nach 6 bis 12 Monaten wurden hier moderate Effekte auf Rückfälle (ES = 0.42, KI 0.35–0.49) und nach 18 bis 24 Monaten ein moderater Effekt auf die Rehospitalisierungsrate gefunden (ES = 0.51, KI 0.32–0.70).

Einzelne Evaluationsstudien zur verhaltenstherapeutischen Familienbetreuung nach dem oben geschilderten Konzept werden in dem Manual von Hahlweg et al. (2006) näher beschrieben. Die Studien weisen auf eine Wirksamkeit der Familienbetreuung hin, wobei die Aussagekraft aufgrund der Designs zum Teil eingeschränkt ist.

Eine Metaanalyse von Pinquart et al. (2016) wertete 7 RCTs zur Wirksamkeit systemischer Therapieansätze plus Medikation im Vergleich zu alleiniger Medikation bei psychotischen Störungen aus. Diese Metaanalyse fand einen moderaten Effekt zugunsten der systemischen Therapie (Hedges g = .69, KI 0.39 bis .99). Nur eine der sieben Studien verglich systemische Therapie zusätzlich mit einer alternativen Therapie (aktive Kontrollgruppe) und in dieser Studie zeigte sich kein signifikanter Effekt zugunsten einer der beiden Therapiebedingungen.

Über unterschiedliche Metaanalysen und Studien hinweg zeigt sich zuverlässig, dass Familieninterventionen Rückfallraten und Rehospitalisierung reduzieren

Zusammenfassend kann also festgehalten werden, dass sich für Familieninterventionen über Studien und Metaanalysen hinweg zuverlässig zeigt, dass sie Rückfallraten und Rehospitalisierungen reduzieren. Diese Evidenz spiegelt sich auch in den aktuelleren britischen NICE-Guidelines wider, die Familienbetreuung zur Anwendung bei psychotischen Störungen empfehlen (NCCMH, 2014). Konkret wird hier empfohlen, dass die Familienintervention den Patienten einschließen, über einen Zeitraum von mindestens drei Monaten mit mindestens 10 Sitzungen durchgeführt werden sowie die Komponenten enthalten soll, die sie in ihrer Definition zugrunde gelegt haben.

Familienbetreuung wird entsprechend in gängigen Leitlinien empfohlen (am besten unter Einbezug des Patienten)

Die Empfehlung, dass der Patient mit einbezogen werden soll, wird aus den vergleichsweise höheren Drop-out-Raten in den Behandlungsbedingungen mit Angehörigengruppen abgeleitet, signifikante Unterschiede in der Wirksamkeit dieser beiden Ansätze fanden sich hingegen nicht. Ferner sind auch die Fragen, welche Mindestlänge eine Familienintervention haben müsste und welche Art der Intervention sowie welche Komponenten (z. B. ob ein spezifisches Kommunikations- oder Problemlösetraining nötig ist) die Wirksamkeit von Familieninterventionen vergleichsweise erhöhen, noch nicht befriedigend in vergleichenden Studien untersucht worden.

6 Umgang mit dem Thema Medikation

In der Therapie von psychotischen Störungen spielen Medikamente erfahrungsgemäß eine wichtige Rolle. Daher sollten sich auch Psychotherapeuten hier möglichst gut auskennen und zumindest grob über „State-Of-The-Art"-Behandlungen und Behandlungsempfehlungen (siehe Kasten) Bescheid wissen. Dies erleichtert ach die Zusammenarbeit mit Psychiatern.

Empfehlungen zur pharmakologischen Behandlung in Anlehnung an die NICE-Empfehlungen (NCCMH, 2014, S. 379–385)

- Eine *Kombination von Psychopharmakologischer und Psychotherapeutischer Behandlung* sollte angeboten werden (auch in der Akutphase).
- Die *Auswahl der Medikation sollten Arzt und Patient gemeinsam treffen*, hierfür ist der Patient über alle zu erwartenden Nebenwirkungen aufzuklären (Stoffwechsel/Gewicht, Bewegungsstörungen, Kardiovaskuläre Veränderungen u. v. m.).
- Vor Behandlungsbeginn sollten *umfangreiche physiologische Basisparameter* erhoben werden.
- Dosiseinstieg mit einer niedrigen Dosierung, langsam steigern.
- Während der gesamten Behandlung sollten folgende Aspekte erhoben und dokumentiert werden: *Anschlagen der Behandlung bzgl. Symptomatik und Verhaltensveränderungen, Nebenwirkungen der Medikation* unter Berücksichtigung von Überlappungen von Nebenwirkungen mit Störungsmerkmalen (z. B. die Überlappung von Akathisie und agitierten Symptomen oder Angst) und Auswirkungen auf das Funktionsniveau, das Auftreten von Bewegungsstörungen, Gewicht, Bauchumfang jährlich, sowie Puls, Blutdruck, Nüchternblutzucker, HbA1c und Blutfettwerte nach 12 Wochen, einem Jahr und danach jährlich einmal.
- *Alternative Behandlungswünsche* des Patienten sollten besprochen werden.
- Der Gebrauch von Alkohol, Tabak, verschriebenen und nicht verschriebenen Medikamenten sowie illegalen Drogen sollte mit dem Patienten besprochen werden.
- Es sollten, außer in kurzen Phasen (z. B. bei Medikationswechsel), *nicht regulär mehrere neuroleptische Medikamente parallel* verordnet werden.
- Der Patient sollte über das *hohe Rückfallrisiko bei selbstständigem Absetzen* der Medikation in den ersten ein bis zwei Jahren informiert werden.

- Falls die Medikation abgesetzt wird, sollte dies *langsam und stufenweise* geschehen. Hinweise auf einen Rückfall und Symptomatik sollten über einen Zeitraum von mindestens zwei Jahren regelmäßig beobachtet werden.
- Die neuroleptische Medikation sollte *jährlich* unter Berücksichtigung von beobachtbaren Verbesserungen und allen Nebenwirkungen *auf den Prüfstand* gestellt werden.
- Gezielte diskontinuierliche Medikationsstrategien (*intermittierende Behandlung*) sollten *nicht routinemäßig* angewendet werden, sondern nur in Erwägung gezogen werden, wenn Patienten eine kontinuierliche Medikation nicht akzeptieren oder falls andere Kontraindikationen für kontinuierliche Medikation vorliegen, wie z. B. starke Nebenwirkungssensitivität.
- Der Vorschlag von *Depot- oder Langzeitmedikamenten* sollte in Betracht gezogen werden, wenn eine solche Behandlung nach akuten Episoden vom Patienten bevorzugt wird oder das Vermeiden von verdeckter (beabsichtigter oder versehentlicher) Nonadhärenz in der Behandlungsplanung klinische Priorität hat.
- Bei *unzureichendem Ansprechen* auf die Behandlung sollten folgende Variablen geprüft werden: die Diagnose, die Adherenz, die Dosis und Dauer der Medikamentengabe, in welchem Maß (fachgerechte) psychologische Therapien (KVT und Familienbetreuung) in Anspruch genommen wurden, andere Gründe für das Nicht-Ansprechen wie Substanzmissbrauch, andere Medikamente, körperliche Erkrankungen.

Bedürfnisse und Ziele des Patienten haben Priorität

Die verschiedenen Akteure (Patient, Angehörige, der Therapeut selbst, weitere Behandler, Betreuer etc.) können im Hinblick auf die Medikation ganz unterschiedliche Interessen haben. Viele Patienten leiden unter starken Nebenwirkungen. Nicht selten äußern sie den Wunsch, die Medikation zu reduzieren oder ganz abzusetzen. Wir halten es für wichtig, den Bedürfnissen und Zielen des Patienten Priorität einzuräumen und ihn nicht zu bevormunden. Wenn der Patient merkt, dass er selbst entscheiden kann und der Therapeut offen und wertfrei mit ihm am Thema Medikation arbeitet, verringert sich erfahrungsgemäß das Risiko abrupter Absetzversuche. Dennoch kann es hilfreich sein, wenn der Patient – z. B. im Rahmen der Familienbetreuung – lernt, auch die Perspektive anderer Beteiligter nachzuvollziehen.

Lange war die Meinung weit verbreitet, dass Psychotherapie in erster Linie dazu diene, auf die Förderung der Medikamentenadhärenz hinzuarbeiten. In Anbetracht der Tatsache, dass Belege für die langfristige Wirksamkeit einer Dauermedikation fehlen und mit der Langzeitmedikation verbundene Risiken nur wenig untersucht sind (Murray et al., 2016; siehe auch den nachfolgenden Kasten), sollte das Ziel der Therapie aber eigentlich sein, dass der Patient auf Dauer keine Medikamente mehr braucht.

Exkurs: Wirksamkeit von Neuroleptika

Auf eine umfassende Darstellung und systematische Aufarbeitung der Wirksamkeitsforschung zur medikamentösen Behandlung muss hier aus Platzgründen verzichtet werden. Den interessierten Leser verweisen wir auf informative und aktuelle Buchkapitel, z. B. „Somatische Therapieverfahren“ (Hasan & Falkai, 2016).

In aller Kürze und Einfachheit auf den Punkt gebracht, belegt die bisherige Wirksamkeitsforschung die kurzfristige Wirksamkeit in Hinblick auf psychotische Symptome (vor allem Positivsymptomatik), wenn auch die Effektstärken eher im kleinen bis moderaten Bereich liegen. Belastbare Evidenz bezüglich der langfristigen Wirksamkeit liegt nicht vor (Murray et al., 2016). Bislang wird lediglich die erhöhte Rückfallwahrscheinlichkeit nach Absetzen einer Medikation (Leucht et al., 2012) als Beleg für die langfristige Wirksamkeit gewertet. Hier zeigt sich (basierend auf 65 RCTs), dass Patienten, die nach einer Stabilisierungsphase mit Medikation die Medikation kontrolliert absetzten, häufiger erneut stationär aufgenommen werden mussten als Patienten, die die medikamentöse Behandlung fortsetzten (10 % vs. 26 %). Dies ist jedoch insofern kritisch zu bewerten, als dass die untersuchten Zeitspannen selten die gesamte Genesungsperiode von zwei oder mehr Jahren abdecken. Des Weiteren erfolgten diese Studien an Patienten, die Medikamente in einer akuten Phase der Erkrankung einnahmen. Es bleibt also unklar, wie sich der langfristige Störungs- bzw. Genesungsverlauf bei Patienten entwickeln würde, denen man von Anfang an eine alternative Behandlung angeboten hätte (für eine kritische Diskussion siehe Whitaker, 2010). Einige quasi-experimentelle und nicht kontrollierte Langzeitstudien deuten darauf hin, dass es Personen, die die Medikation absetzen, im längerfristigen Verlauf besser geht (vor allem im Hinblick auf ihr Funktionsniveau) als solchen, die die Medikation langfristig beibehalten (Harrow & Jobe, 2013; Wunderink, Nieboer, Wiersma, Sytema & Nienhuis, 2013).

Abwägungen von Wirkung und Nebenwirkung der Medikation erfolgt im Sinne einer Kosten-Nutzen-Analyse

Beim Thema Medikation ist ein gewisses Dilemma nicht von der Hand zu weisen. Einerseits soll zur Entlastung des Patienten und seiner Angehörigen möglichst rasch ein Rückgang psychotischer Symptome erreicht werden. Andererseits weiß man nicht, ob eine medikamentöse Behandlung für die langfristige Genesung hilfreich ist und welche langfristigen Nebenwirkungen für die kurzfristige Wirkung in Kauf genommen werden müssen.

Je nach Medikament können Störungen im Bewegungsapparat (z. B. in Form von unwillkürlichen Bewegungen wie Grimassieren), metabolische Probleme wie starke Gewichtszunahme oder Diabetes, kardiovaskuläre Probleme und sexuelle Funktionsstörungen auftreten. Es gilt also, im Einzelfall abzuwägen. Auch wenn eine Reduktion oder ein vollständiges Absetzen nicht bei jedem Patienten erfolgreich umgesetzt werden kann, sollten diese Möglichkeiten insbesondere bei entsprechendem Wunsch des Patienten als Ziel im Auge behalten und ihre Umsetzung wiederholt geprüft werden.

Prädiktoren für erfolgreiches Absetzen sind bislang noch unerforscht

Was der optimale Absetzzeitpunkt für die beste Wirkung bei minimalen Risiken ist, ist bislang unerforscht und hängt vermutlich auch vom bisherigen Störungsverlauf des Patienten ab. Für die Entscheidung, ob die Medikation reduziert bzw. ausgeschlichen wird, können unter Beachtung aktueller Leitlinienempfehlungen (siehe Kasten auf S. 82) die Vor- und Nachteile ausführlich herausgearbeitet und gemeinsam gegeneinander abgewogen werden. Für eine konstruktive Entscheidung sollte dem Patienten bewusst sein, dass eine Reduktion bzw. ein Absetzen immer auch mit einem Rückfallrisiko verbunden ist.

Psychotherapeut und Facharzt sollten möglichst eng zusammenarbeiten

Entscheidet sich der Patient für ein Absetzen, sollte die Medikamentenreduktion möglichst engmaschig begleitet und unter Rücksprache mit dem behandelnden Facharzt gestartet werden. Für den Patienten ist es entlastend, wenn Psychotherapeut und Facharzt in der Behandlung an einem Strang ziehen. Der Psychotherapeut verbringt häufig deutlich mehr Zeit mit dem Patienten, was eine genauere Einschätzung der aktuellen Problematik des Patienten ermöglicht. Demgegenüber haben Fachärzte oft den längeren Verlauf im Blick. Regelmäßiger Austausch kann deshalb zu einer insgesamt besseren Einschätzung und Behandlung beitragen. Durch die engmaschige Begleitung in der Psychotherapie können dabei etwaige Symptomverschlechterungen frühzeitig erkannt werden, damit der Patient frühzeitig einen günstigeren Umgang mit der Belastung umsetzt. Dabei kann in der Regel auf die im Vorlauf erarbeiteten und erprobten Strategien im Umgang mit Frühwarnzeichen und Symptomen zurückgegriffen werden. Damit kann auch die für viele Patienten erlebte einseitige „Abhängigkeit“ von Medikamenten bei der Symptombeeinflussung reduziert werden. Der Patient lernt: „Ich kann auch selbst etwas tun, ich bin den Symptomen nicht hilflos ausgeliefert.“

Therapeutische Unterstützung beim Umgang mit Nebenwirkungen der Medikation

Solange eine Reduktion oder ein Absetzen durch den Patienten als nicht sinnvoll eingeschätzt wird, können in der Therapie zunächst günstige Bewältigungsstrategien bezüglich der Nebenwirkungen der Medikation erarbeitet und erprobt werden. Hierfür liegen ebenfalls umfassende Therapiematerialien vor (Mehl & Lincoln, 2014).

7 Praxisrelevante Fragen und Antworten

Wie gehe ich damit um, wenn der Patient sehr misstrauisch ist?

Da Verfolgungswahn der häufigste Wahn ist, sind viele Patienten durch starkes Misstrauen geprägt, das die Gestaltung der Therapiebeziehung in den ersten Sitzungen erschweren kann. Einige Patienten befürchten, der Therapeut könne an der Verschwörung gegen sie beteiligt sein und halten sich deshalb mit der Preisgabe persönlicher Informationen zurück oder nehmen eine prüfende Haltung ein. Misstrauen kann sich auf den Therapeuten, aber auch auf das therapeutische Umfeld beziehen, z. B. kann ein Patient die Sorge haben, dass der Raum hellhörig ist und die Gespräche mitgehört werden können oder dass sich Mikrofone bzw. Wanzen im Raum befinden. Der Therapeut kann dem Patienten den Einstieg in die Therapie erleichtern, indem er Befürchtungen des Patienten vorwegnehmend anspricht. Beispielsweise kann er fragen, ob dieser befürchtet, dass auch im Therapiezimmer evtl. Wanzen oder Kameras versteckt sein könnten, und was er tun kann, um dem Patienten diese Befürchtung zu nehmen. Er kann etwa anbieten, dass der Patient sich im Zimmer umschaut. Manchmal hilft es auch, wenn der Therapeut ein bisschen mehr Informationen von sich preisgibt, als er dies in Therapien bei anderen psychischen Störungen üblicherweise tun würde (Lincoln, 2014). Für Patienten, denen es schwerfällt, sich in der klassischen Therapiesituation zu öffnen und Vertrauen aufzubauen, kann die Bereitschaft hilfreich sein, den Raum zu verlassen und die Therapiesitzung z. B. während eines Spaziergangs im Park stattfinden zu lassen. Patienten mit starker Rückzugstendenz können auch zu Hause angerufen werden, um sie an die Therapiesitzung zu erinnern. Ebenso kann der Therapeut anbieten, eine Therapiesitzung zu Hause beim Patienten stattfinden zu lassen.

Wie teile ich dem Patienten die Diagnose mit?

Gelegentlich kommt es vor, dass ein Patient bisher noch gar nicht mit der Diagnose einer psychotischen Störung konfrontiert wurde. Einerseits empfiehlt sich im Sinne eines möglichst transparenten Vorgehens, den Patienten über die Diagnose aufzuklären und dabei einen möglichst unbefangenen und transparenten Umgang mit der Diagnose zu entwickeln, um nicht nonverbal negative Botschaften wie „Das ist etwas ganz Schlimmes" zu transportieren. Davon abgesehen sollte der Therapeut jedoch durchaus berücksichtigen, dass die Konfrontation mit der Diagnose „Schizophrenie" für viele Patienten dennoch erschreckend und zutiefst beunruhigend ist, nicht zuletzt, weil der Begriff im Alltagsgebrauch negativ konnotiert ist. Viele Studien zeigen zudem, dass der Begriff Schizophrenie mit Unberechenbarkeit und Gefährlichkeit assoziiert ist. Das erschwert es verständlicherweise für Betroffene, das diagnostische Label „Schizophrenie" für sich anzunehmen (siehe auch den nächsten Abschnitt zum Thema „Krankheitseinsicht") oder gar als entlastend zu empfinden. Daher muss individuell von Patient zu Patient abgewogen werden, wann und wie eine Diagnose mitgeteilt wird. Nach unserer Erfahrung ist die Bezeichnung „Psychose" für viele Patienten weniger belastend als Schizophrenie oder schizoaffektive Störung.

Was mache ich, wenn der Patient keine „Krankheitseinsicht" zeigt?

Die im psychiatrischen Setting so häufig angestrebte Erkenntnis, dass die belastenden Gedanken und Empfindungen Symptome einer psychischen Störung sind, was gemeinhin als „Krankheitseinsicht" bezeichnet wird, ist – zumindest für die KVT – zweitrangig. Bislang gibt es auch keine Evidenz, dass fehlende „Krankheitseinsicht" ein Prädiktor für ein schlechteres Ansprechen auf psychotherapeutische Interventionen ist (Lincoln et al., 2014). Wie beschrieben, lassen sich auch mit Patienten Therapieziele erarbeiten, die ihre Überzeugungen nicht auf eine psychische Erkrankung attribuieren. Bei der Arbeit am Wahn kann ferner ein systemimmanentes Vorgehen gewählt oder auf metakognitive und achtsamkeitsbasierte Ansätze ausgewichen werden. Die Familienbetreuung baut hingegen viel deutlicher auf klassischer Psychoedukation auf, die mit dem Konzept einer zu bewältigenden „Erkrankung" arbeitet. Dies ist in der Tat schwieriger, wenn der Patient sich gar nicht als psychisch krank bewertet. Jedoch scheint es aus unserer Sicht für das Gelingen der Interventionen nicht nötig, diese Erkrankung als Schizophrenie zu bezeichnen.

Für den Umgang mit „krankheitsuneinsichtigen" Patienten kann es hilfreich sein, sich klarzumachen, dass die Ablehnung von Diagnosen aus der Sorge resultieren kann, dass sie in ihren Überzeugungen nicht ernst genommen werden. Nicht selten haben Patienten auch konkrete Erfahrungen mit „Entmündigung" gemacht. Hilfreich ist es daher, sowohl in der individuellen KVT, als auch in der Familienbetreuung eine offene, wertschätzende Haltung gegenüber den Erklärungen des Patienten zu bewahren. Im Therapieverlauf kann dann weiter daran gearbeitet werden, ein gemeinsames Erklärungsmodell zu entwickeln. Neben den hier beschriebenen Umgangsweisen gibt es in vielen Manualen nützliche Tipps zum Umgang mit diesem Spannungsfeld (Lincoln, 2014; Mehl & Lincoln, 2014).

Was mache ich, wenn mich der Patient fragt, ob ich ihm glaube?

Diese Frage wird eher selten gestellt. Sie ist aber im Grunde nicht problematisch, denn der Therapeut kann sich immer darauf berufen, dass es auf seine eigenen Überzeugungen nicht ankommt. Er kann zum Beispiel sagen:

> Wissen Sie, ich war nicht dabei und kann deswegen nicht beurteilen, ob Ihre Annahmen zutreffen. Da maße ich mir gar kein Urteil an. Es ist auch gar nicht wichtig, was ich denke, denn wir arbeiten hier in der Therapie immer mit dem, wie Sie es erlebt haben und was Sie denken, und suchen von diesem Punkt aus einen günstigen und hilfreichen Umgang, damit Sie Ihre Ziele erreichen können.

Unter Umständen kann hier schon ein Ausblick auf die kognitive Umbewertung angeführt werden:

> Wir können uns, wenn Sie das wollen, aber später auch verschiedene alternative Erklärungen für das Geschehene anschauen.

Die Meinung des Therapeuten tritt dadurch in den Hintergrund und konfrontative Diskussionen werden vermieden. Für den Therapeuten kann es dabei hilfreich sein, sich Beispiele zu vergegenwärtigen, in denen ein zunächst vermeintlicher Wahn doch zutreffend war. Dies kommt nämlich gar nicht mal so selten vor!

Wie gehe ich mit formalen Denkstörungen und neurokognitiven Defiziten um?

Im Umgang mit formalen Denkstörungen sind neben dem transparenten und direkten Ansprechen etwa bei Weitschweifigkeit vor allem pragmatische Lösungen hilfreich, wie z. B. Erinnerungsstützen in Form von Therapiekarteikarten. Auch Settingwechsel wie Spazierengehen oder unorthodoxe Methoden wie Zigarettenpausen oder Kaffee trinken während der Sitzung können den Druck bzw. Stress reduzieren und damit die Defizite verbessern. Gleichzeitig sollte genau geprüft werden, was hinter der Symptomatik steht. Häufig ist es gar keine „neurokognitive“ Einschränkung im klassischen Sinne, sondern die Patienten sind von Halluzinationen, wahnhaften Gedanken, Ängsten, aber auch selbstabwertenden Gedanken abgelenkt. Oft verbergen sich negative Gedanken und Emotionen hinter vermeintlichen formalen Denkstörungen, auch wenn der Patient eher ausdruckslos erscheint.

Verstärke ich durch das Normalisieren und Verständnis zeigen nicht den Wahn?

Diese in Workshops immer mal wieder geäußerte Befürchtung hat sich in der Praxis als unbegründet erwiesen. Personen, die sich wertgeschätzt und ernst genommen fühlen, sind im Gegenteil eher bereit, ihre Annahmen infrage zu stellen. Die Technik des Normalisierens hilft den Patienten, aus der „Verteidigungshaltung" herauszukommen und flexibler über ihre Schlussfolgerungen nachzudenken (Lüllmann & Lincoln, 2013). Zudem reduziert sie die Gesamtbelastung und beeinflusst auch damit den Wahn eher vorteilhaft.

Was mache ich, wenn der Patient die Medikamente abrupt absetzt?

Signalisiert man dem Patienten klar, dass man mit ihm „an einem Strang" zieht und gemeinsam auf eine Medikamentenreduktion oder ein Absetzen hinarbeiten kann, sollten Alleingänge des Patienten beim Absetzen der Medikation seltener werden. Kommt es dennoch zum abrupten Absetzen, können in der Therapie die Folgen, aber auch die Ursachen des abrupten Absetzens besprochen werden. Die gewonnenen Erkenntnisse können dann für die Zukunft konstruktiv genutzt werden.

Wie gehe ich mit akuten Krisen um?

In der alltäglichen Praxis kann es immer wieder vorkommen, dass Patienten – manchmal auch überraschend – in akutere Zustände zurückfallen. Häufig müssen sie dann auch erneut stationär behandelt werden. Dies gehört quasi zum „Business" der Psychosentherapie. Entlastend für den Therapeuten ist dabei, dass er nicht allein verantwortlich ist, sondern in der Regel ein Netz von anderen Zuständigen (Psychiater, gesetzliche Betreuer, sozialpsychiatrischer Dienst) besteht. Im Fall einer erneuten stationären Aufnahme des Patienten wäre eine Aufrechterhaltung des Kontaktes sinnvoll, allerdings aufgrund von Abrechnungsausschlüssen in der Praxis häufig schwer zu realisieren. Jeder Therapeut muss hier selbst entscheiden, wie viel möglicherweise unbezahlten Aufwand er zu investieren bereit ist, z. B. in Form von Telefonaten, E-Mail-Kontakt oder sogar einzelnen Besuchen in der Klinik. Sinnvoll ist ein Bericht für oder ein Austausch mit den zuständigen stationären Behandlern. Nach der Entlassung sollten mögliche Gründe für den Rückfall (und gegebenenfalls unverständliches Verhalten des Patienten) eruiert und Lösungen erarbeitet werden. Im weiteren Therapieverlauf sollte der Therapeut dann weiter wachsam bzgl. erneuter Symptomverschlechterungen sein, ohne dabei übervorsichtig zu werden.

Sind Patienten mit Psychosen nicht gefährlich?

Viele Therapeuten haben Bedenken hinsichtlich möglicher Gewalttätigkeit der Patienten. Obwohl solche Befürchtungen aufgrund der medialen Präsenz von Gewalt im Zusammenhang mit Psychosen verständlich sind und aufgrund einer tatsächlich ganz leicht erhöhten Prävalenz von Gewalttaten bei Personen mit Schizophrenie zunächst gerechtfertigt erscheinen, lohnt sich hier ein genauer Blick in empirische Befunde. Nach Sichtung vieler Studien und Überblicksarbeiten zum Zusammenhang zwischen Schizophrenie und Gewaltdelikten kann festgehalten werden, dass die Diagnose Schizophrenie als solche keinen Anlass zur Sorge hinsichtlich eines möglichen Gewaltpotenzials bietet. Ausschlaggebend ist vielmehr das Vorliegen einer Reihe weiterer Risikofaktoren, die durchaus bei Personen mit Schizophrenie und einer Reihe andere psychischer Störungen im Vergleich zu Personen ohne psychische Störung gehäuft auftreten. Hierzu zählen u. a. frühere Gewalterfahrungen und multipler Substanzmissbrauch. Liegen solche Risikofaktoren oder eine Verwicklung in Gewaltdelikte in der Vorgeschichte bei einem Patienten vor, ist eine genauere Abwägung des Gewaltpotenzials gerechtfertigt (Witt, Dorn & Fazel, 2013). Sollte es zu aggressiven psychotischen Dekompensationen kommen, gilt es, Ruhe zu bewahren und in Situationen mit Selbst- oder Fremdgefährdung die entsprechenden Stellen (Polizei, sozialpsychiatrischer Dienst etc.) zu informieren. In unserer eigenen langjährigen ambulanten Tätigkeit war dies aber bisher noch nie notwendig.

Wie lange dauert eine Therapie bei Psychosen im Schnitt?

In der britischen NICE-Leitlinie (NCCMH, 2014), aber auch in den nicht mehr aktuellen Praxisleitlinien der DGPPN (Gaebel et al., 2006) wird eine Dauer von wenigstens 16 Sitzungen bei KVT für psychotische Störungen empfohlen. Diese Zahl basiert weniger auf empirischer Evidenz als mehr auf der üblichen Therapiedauer im britischen Gesundheitssystem. In einer unkontrollierten Therapieverlaufsstudie in einem deutschen ambulanten Setting untersuchten wir, nach wie vielen Sitzungen sich überhaupt Veränderungen der psychotischen Symptomatik einstellen (Lincoln, Jung, Wiesjahn & Schlier, 2016). Im Ergebnis zeigte sich eine erste signifikante Symptomverbesserung bis zur 15. Sitzung, wobei die deutlichsten Reduktionen bis zur 25. Sitzung beobachtet wurden und sich im Durchschnitt danach keine weitere Verbesserung zeigte. Die Leitlinienempfehlung wurde also insofern bestätigt, dass erst ab der 15. Sitzung signifikante Veränderungen nachweisbar sind.

Eine familientherapeutische Intervention ist auf etwa 25 Sitzungen angelegt, die überwiegend während eines Jahres stattfinden. Für die gesamte

Therapie wird jedoch ein längerer Zeitraum (ca. 2 Jahre) eingeplant, um den Genesungsprozess zu begleiten. Über diese Zeit hinaus werden ferner in Krisenfällen zusätzliche Sitzungen angeboten.

Durch das Fehlen von RCTs zum Vergleich unterschiedlicher Therapielängen gibt es gegenwärtig jedoch keine belastbaren Erkenntnisse zur optimalen Sitzungszahl, weder für die individuelle KVT noch für Familieninterventionen. Unser Eindruck ist, dass einige Patienten langfristige Begleitung mit insgesamt mehr Sitzungen brauchen. Angesichts der Schwere der Symptome und einer oft über Jahrzehnte andauernden medikamentösen Behandlung lässt sich dies auch den Krankenkassen bzw. Gutachtern gegenüber meist überzeugend begründen.

Kann man die KVT auch als Gruppentherapie durchführen?

Einzel- und gruppentherapeutische Formate sind möglich. Zu beiden Formaten liegen RCTs vor, wobei Einzelinterventionen deutlich häufiger untersucht wurden. Die Metaanalyse der NICE-Leitlinie (NCCMH, 2014) weist auf einen Vorteil einzeltherapeutischer Formate hin, bei denen sich robustere Effekte für die Reduktion der Rehospitalisierungsrate, der Symptomschwere und der Depression zeigen. Die Primärstudien stützen sich mit wenigen Ausnahmen auf ambulante Therapieformate.

Hat man nicht oft Schwierigkeiten bei der Bewilligung der Psychotherapieanträge bei Psychosepatienten?

Es wird immer wieder der Eindruck berichtet, dass Therapieanträge bei Psychosepatienten häufiger abgelehnt werden. Zur Überprüfung der Annahme wurde kürzlich die Zahl der Ablehnungen von Verhaltenstherapie-Kassenanträgen aus der Institutsambulanz der Universität Marburg für den Zeitraum zwischen 2006 und 2013 ausgewertet (Schlier & Lincoln, 2016). Dabei lag die Annahmequote von Anträgen (d. h. Annahme wie beantragt) bei den Psychose-Therapieanträgen bei 77 %, und damit signifikant niedriger als bei den Vergleichsanträgen, die zu 99 % angenommen wurden. Ein häufiger Kritikpunkt der Gutachter bei den Psychose-Therapieanträgen war die zum Teil nicht als gesichert eingeschätzte medikamentöse Mitbehandlung. Allerdings wurden nach Rücksprache mit dem Gutachter bzw. Einholung von Obergutachten alle Anträge bewilligt. Ferner wurden die untersuchten Anträge alle vor der Richtlinienänderung eingereicht, in deren Rahmen der Gemeinsame Bundesausschuss (GBA) Psychotherapie bei Schizophrenie, schizotypen oder wahnhaften Störungen als uneingeschränkt indiziert erklärte. Es bleibt also zu hoffen, dass die veränderten Richtlinien diesen Missstand bei der Antragsstellung bessern werden.

Ist die KVT für bestimmte Patienten nicht geeignet?

Verschiedene Studien haben sich zudem mit der Frage befasst, bei welchen Patienten KVT besonders wirksam oder weniger wirksam sein könnte. Es gibt keinen Hinweis darauf, dass KVT für Patienten mit geringerem Funktionsniveau, ausgeprägten neurokognitiven Defiziten oder besonders schwerer Symptomatik nicht oder weniger wirksam ist. Einiges spricht jedoch dafür, dass eine kürzere Störungsdauer und ein etwas höheres Maß an kognitiver Flexibilität das Ergebnis der Therapie positiv beeinflussen (Überblick bei Lincoln et al., 2014).

8 Ausblick

Der weite Weg, den die psychologische Psychotherapie für Psychosen in kurzer Zeit zurückgelegt hat, ist beeindruckend. Galten noch bis in die 2000er-Jahre hinein medikamentöse Ansätze als Grundsäule der Behandlung, sind psychotherapeutische Ansätze inzwischen aufgrund ihrer Evidenz in der Regel als gleichwertige Säule verankert. Dennoch liegt noch ein gutes Stück Weg vor uns, wenn wir anstreben, dass möglichst alle Patienten mit psychotischen Störungen eine evidenzbasierte Psychotherapie angeboten bekommen. Unsere Zukunftsvision ist, dass jeder Patient spätestens während der stationären Behandlung über verschiedene evidenzbasierte Therapieoptionen aufgeklärt wird und die Option seiner Wahl in Anspruch nehmen kann. Falls vom Patienten gewünscht, sollte eine evidenzbasierte Psychotherapie bereits stationär von hierfür qualifizierten Psychotherapeuten begonnen und dann ambulant fortgesetzt werden können, um Lücken zwischen stationärer und ambulanter Versorgung zu vermeiden. Eine engere Verzahnung zwischen stationärer und ambulanter Therapie würde auch die psychotherapeutische Begleitung und Aufarbeitung von Rückfällen im Rahmen der Therapie erheblich erleichtern. Hilfreich wäre es, wenn abrechnungstechnisch ein gestufter Wiedereinstieg in eine ambulante Behandlung möglich wäre oder Therapiegespräche mit dem ambulanten Therapeuten nach einem Rückfall mit der Notwendigkeit stationärer Wiederaufnahme auch stationär fortgesetzt werden können. Ideale Behandlungsbedingungen für diese Zielgruppe beinhalteten zudem die Möglichkeit, Therapien in gut begründeten Einzelfällen auch über die üblichen Sitzungsanzahlen hinaus zu verlängern, eine unbürokratische Organisations- und Abrechnungsstruktur für eine engere Zusammenarbeit zwischen verschiedenen Behandlern und eine höhere finanzielle Kompensation bei der Behandlung schwer beeinträchtigter Patienten. Gingen solche strukturellen Veränderungen zudem Hand in Hand mit einem veränderten Bild von Psychosen, frei vom Ballast stigmatisierender Zuschreibungen, Mythen und Ängsten, könnten sie zu einer erheblich verbesserten Versorgungssituation für Patienten mit Psychosen beitragen. Wir hoffen, diesem Ziel in den nächsten Jahren noch ein weiteres Stück näherzukommen.

9 Weiterführende Literatur

Cooke, A. (Ed.). (2016). *Understanding psychosis and schizophrenia. Why people sometimes hear voices, believe things that others find strange, or appear out of touch with reality, and what can help.* The British Psychological Society (2017, February 20). Retrieved from http://www.bps.org.uk/networks-and-communities/member-microsite/division-clinical-psychology/understanding-psychosis-and-schizophrenia

Exner, C. & Lincoln, T. M. (2012). *Neuropsychologie schizophrener Störungen*. Göttingen: Hogrefe.

Falkai, P. (Hrsg.). (2016). *Praxishandbuch Schizophrenie*. München: Elsevier.

Hahlweg, K., Dürr, H., Dose, M. & Müller, M. J. (2006). *Familienbetreuung schizophrener Patienten. Ein verhaltenstherapeutischer Ansatz zur Rückfallprophylaxe*. Göttingen: Hogrefe.

Lincoln, T. M. (2014). *Kognitive Verhaltenstherapie der Schizophrenie. Ein individuenzentrierter Ansatz* (2., überarb. Aufl.). Göttingen: Hogrefe.

Mehl, S. & Lincoln, T. M. (2014). *Therapietools*. Weinheim: Beltz.

National Collaborating Centre for Mental Health (NCCMH). (2014). *Psychosis and Schizophrenia in adults. The NICE guideline on treatment and management.* Leicester: The British Psychological Society and the Royal College of Psychiatrists.

Nelson, H. (2011). *Kognitiv-behaviorale Therapie bei Wahn und Halluzinationen. Ein Therapieleitfaden.* Stuttgart: Schattauer.

Whitaker, R. (2010). *Anatomy of an epidemic. Magic bullets, psychiatric drugs and the astonishing rise of mental illness in America.* New York: Broadway Books.

10 Literatur

Alanen, Y. A. (2001). *Schizophrenie. Entstehung, Erscheinungsformen und die bedürfnisangepasste Behandlung*. Stuttgart: Klett-Cotta.

American Psychiatric Association/Falkai, P. et al. (2015). *Diagnostisches und Statistisches Manual Psychischer Störungen (DSM-5®).* Göttingen: Hogrefe.

Ascone, L., Sundag, J., Schlier, B. & Lincoln, T.M. (2016). Feasibility and effects of a brief compassion-focused imagery intervention in psychotic patients with paranoid ideation: A randomized experimental pilot study. *Clinical Psychology & Psychotherapy*. [Epub ahead of print]. https://doi.org/10.1002/cpp.2003

Bach, P. & Hayes, S. (2002). The use of acceptance and commitment therapy to prevent the rehospitalization of psychotic patients: A randomized controlled trial. *Journal of Con sulting and Clinical Psychology, 70* (5), 1129–1139. http://doi.org/10.1037/0022-006X.70.5.1129

Beards, S., Gayer-Anderson, C., Borges, S., Dewy, M.E. & Fisher, H.L. (2013). Life events and psychosis: A review and meta-analysis. *Schizophrenia Bulletin, 39* (4), 740–747. http://doi.org/10.1093/schbul/sbt065

Beck, A.T., Rector, N.A., Stolar, N. & Grant, P.M. (2009). A cognitive conceptualization of negative symptoms. In A.T. Beck, N.A. Rector, N. Stolar & P.M. Grant (Eds.), *Schizophrenia. Cognitive theory research and therapy* (pp. 142–159). New York: GuilfordPress.

Becker, E. & Margraf, J. (2016). *Generalisierte Angststörung – Ein Therapieprogramm* (3. Aufl.). Weinheim: Beltz.

Buckley, P.F., Miller, B.J., Lehrer, D.S. & Castle, D.J. (2009). Psychiatric comorbidities and schizophrenia. *Schizophrenia Bulletin, 35* (2), 383–402. http://doi.org/10.1093/schbul/sbn135

Butzlaff, R.L. & Hooley, J.M. (1998). Expressed emotion and psychiatric relapse. A meta-analysis. *Archives of General Psychiatry, 55,* 547–552. http://doi.org/10.1001/archpsyc.55.6.547

Cantor-Graae, E. & Selten, J.-P. (2005). Schizophrenia and migration: A meta-analysis and review. *American Journal of Psychiatry, 162,* 12–24. http://doi.org/10.1176/appi.ajp.162.1.12

Chadwick, P., Birchwood, M. & Trower, P. (1996). *Cognitive Therapy for Delusions, Voices and Paranoia*. Chichester: Wiley.

Engel, M., Fritzsche, A. & Lincoln, T.M. (2014). Validation of the German version of the Clinical Assessment Interview for Negative Symptoms (CAINS). *Psychiatry Research, 220* (1–2), 659–663. http://doi.org/10.1016/j.psychres.2014.07.070

Exner, C. & Lincoln, T.M. (2012). *Neuropsychologie schizophrener Störungen*. Göttingen: Hogrefe.

Falkai, P., Schennach, R., Lincoln, T.M. & Hasan, A. (in Druck). Schizophrenie. In H.-J. Möller, G. Laux & H.-P. Kapfhammer (Hrsg.), *Psychiatrie, Psychosomatik, Psychotherapie*. Berlin: Springer.

Falloon, I.R.H., Boyd, J.L. & McGill, C.W. (1984). *Family care of schizophrenia*. New York: Guilford.

Freeman, D., Garety, P.A., Kuipers, E., Fowler, D. & Bebbington, P.E. (2002). A cognitive model of persecutory delusions. *British Journal of Clinical Psychology, 41* (4), 331–347. http://doi.org/10.1348/014466502760387461

Gaebel, W., Falkai, P., Weinmann, S. & Wobrock, T. (2006). *Praxisleitlinien in Psychiatrie und Psychotherapie, Behandlungsleitlinie Schizophrenie*. Darmstadt: Steinkopf.

Garety, P.A., Kuipers, E., Fowler, D., Freeman, D. & Bebbington, P. (2001). A cognitive model of the positive symptoms of psychosis. *Psychological Medicine, 31* (2), 189–195.

Gayer-Anderson, C. & Morgan, C. (2013). Social networks, support, and early psychosis: a systematic review. *Epidemiology and Psychiatric Sciences, 22,* 131–146. http://doi.org/10.1017/S2045796012000406

Grant, P.M., Huh, G.A., Perivoliotis, D., Stolar, N.M. & Beck, A.T. (2012). Randomized trial to evaluate the efficacy of cognitive therapy for low-functioning patients with schizophrenia. *Archives of General Psychiatry, 69* (2), 121–127. http://doi.org/10.1001/archgenpsychiatry.2011.129

Greenwood, K.E., Sweeney, A., Williams, S., Garety, P., Kuipers, E., Scott, J. & Peters, E. (2010). CHoice of Outcome In Cbt for psychosEs (CHOICE): the development of a new service user-led outcome measure of CBT for psychosis. *Schizophrenia Bulletin, 36,* 126–135. http://doi.org/10.1093/schbul/sbp117

Haddock, G., McCarron, J., Tarrier, N. & Faragher, E.B. (1999). Scales to measure dimensions of hallucinations and delusions: The Psychotic Symptom Rating Scales (PSYRATS). *Psychological Medicine, 29,* 879–889. http://doi.org/10.1017/S0033291799008661

Hahlweg, K., Dürr, H., Dose, M. & Müller, M.J. (2006). *Familienbetreuung schizophrener Patienten. Ein verhaltenstherapeutischer Ansatz zur Rückfallprophylaxe.* Göttingen: Hogrefe.

Harrow, M. & Jobe, T.H. (2013). Does long-term treatment of schizophrenia with antipsychotic medications facilitate recovery? *Schizophrenia Bulletin, 39* (5), 962–965.

Hasan, A. & Falkai, P. (2016). Somatische Therapieverfahren. In P. Falkai (Hrsg.), *Praxishandbuch Schizophrenie* (S. 77–105). München: Elsevier.

Hasan, A. & Wobrock, T. (2016). Somatische Komorbidität. In P. Falkai (Hrsg.), *Praxishandbuch Schizophrenie* (S. 25–42). München: Elsevier.

Hauschild, J. (2016, 15. Juli). Reden gegen den Wahn. *Berliner Zeitung, Nr. 164,* S. 25.

Hayward, M., Jones, A.-M., Bogen-Johnston, L., Thomas, N. & Strauss, C. (2017). Relating therapy for distressing auditory hallucinations: A pilot randomized controlled trial. *Schizophrenia Research, 183,* 137–142. http://dx.doi.org/10.1016/j.schres.2016.11.019

Hedlund, S. (2011). *Mit Stift und Stuhl: Illustrationen und Stuhlübungen für Psychotherapie, Beratung und Coaching.* Berlin: Springer. http://doi.org/10.1007/978-3-642-05064-0

Hinsch, R. & Pfingsten, U. (2015). *Gruppentraining sozialer Kompetenzen GSK: Grundlagen, Durchführung, Anwendungsbeispiele* (6. Aufl.). Weinheim: Beltz.

Hombach, S. (2016, 14. Juni). Früher hätte ich das nicht ausgehalten. Interview. *Ihre Gesundheitsprofis Magazin.*

Horan, W.P., Kring, A.M., Gur, R.E., Reise, S.P. & Blanchard, J.J. (2011). Development and psychometric validation of the Clinical Assessment Interview for Negative Symptoms (CAINS). *Schizophrenia Research, 132,* 140–145. http://doi.org/10.1016/j.schres.2011.06.030

Howes, O.D. & Murray, R.M. (2014). Schizophrenia: an integrated sociodevelopmental-cognitive model. *Lancet, 383* (9929), 1677–1687. https://doi.org/10.1016/S0140-6736(13)62036-X

Hutton, P. & Taylor, P.J. (2013). Cognitive behavioural therapy for psychosis prevention: a systematic review and meta-analysis. *Psychological Medicine.* https://doi.org/10.1017/S0033291713000354

Jacob, G. & Arntz, A. (2015). *Schematherapie in der Praxis.* Weinheim: Beltz.

Jung, E., Wiesjahn, M. & Lincoln, T.M. (2014). Negative, not positive symptoms predict the early therapeutic alliance in cognitive behavioral therapy for psychosis. *Psychotherapy Research, 24* (2), 171–183. http://doi.org/10.1080/10503307.2013.851425

Kaiser, S., Heekeren, K. & Simon, J.J. (2011). The negative symptoms of schizophrenia: Category or continuum? *Psychopathology, 2011* (44), 345–353.

Khandaker, G.M., Zimbron, J., Lewis, G. & Jones, P.B. (2013). Prenatal maternal infection, neurodevelopment and adult schizophrenia: a systematic review of population-based studies. *Psychological Medicine, 43* (2), 239–257. http://doi.org/10.1017/S0033291712000736

Klingberg, S., Wölwer, W., Engel, C., Wittorf, A., Herrlich, J., Meisner, C. et al. (2011). Negative symptoms of schizophrenia as primary target of cognitive behavioral therapy: Results of the randomized clinical TONES study. *Schizophrenia Bulletin, 37* (Suppl. 2), 98–110. https://doi.org/10.1093/schbul/sbr073

Leff, J., Williams, G., Huckvale, M., Arbuthnot, M. & Leff, A. P. (2014). Avatar therapy for persecutory auditory hallucinations: What is it and how does it work? *Psychosis, 6* (2), 166–176. https://doi.org/10.1080/17522439.2013.773457

Leucht, S., Tardy, M., Komossa, K., Heres, S., Kissling, W., Salanti, G. & Davis, J. M. (2012). Antipsychotic drugs versus placebo for relapse prevention in schizophrenia: a systematic review and meta-analysis. *Lancet, 379* (9831), 2063–2071. https://doi.org/10.1016/S0140-6736(12)60239-6

Lincoln, T. M. (2014). *Kognitive Verhaltenstherapie der Schizophrenie. Ein individuenzentrierter Ansatz* (2., überarb. Aufl.). Göttingen: Hogrefe.

Lincoln, T. M., Jung, E., Wiesjahn, M. & Schlier, B. (2016). What is the minimal dose of Cognitive Behavior Therapy for Psychosis? An approximation using repeated assessments over 45 sessions. *European Psychiatry, 38,* 31–39. http://doi.org/10.1016/j.eurpsy.2016.05.004

Lincoln, T. M., Keller, E. & Rief, W. (2009). Die Erfassung von Wahn und Halluzinationen in der Normalbevölkerung. Deutsche Adaptationen des Peters et al. Delusions Inventory (PDI) und der Launay Slade Hallucination Scale (LSHS-R). *Diagnostica, 55,* 29–40. http://doi.org/10.1026/0012-1924.55.1.29

Lincoln, T. M., Köther, U., Hartmann, M., Kempkensteffen, J. & Moritz, S. (2015). Responses to stress in patients with psychotic disorders compared to persons with varying levels of vulnerability to psychosis, persons with depression and healthy controls. *Behavior Therapy and Experimental Psychiatry, 47,* 92–101.

Lincoln, T. M., Rief, W., Westermann, S., Ziegler, M., Kesting, M., Heibach, E. & Mehl, S. (2014). Who stays, who benefits? Predicting change and dropout in cognitive behavioural therapy for psychosis. *Psychiatry Research, 216* (2), 198–205. http://doi.org/10.1016/j.psychres.2014.02.012

Lincoln, T. M., Ziegler, M., Mehl, S., Lüllmann, E., Kesting, M. L., Westermann, S. & Rief, W. (2012). Moving from efficacy to effectiveness in CBT for psychosis. A randomized controlled clinical practice trial. *Journal of Consulting and Clinical Psychology, 80* (4), 674–686.

Linscott, R. J. & van Os, J. (2013). An updated and conservative systematic review and meta-analysis of epidemiological evidence on psychotic experiences in children and adults: on the pathway from proneness to persistence to dimensional expression across mental disorders. *Psychological Medicine, 43* (6), 1133–1149. https://doi.org/10.1017/S0033291712001626

Lüllmann, E. & Lincoln, T. M. (2013). The effect of an educating versus normalizing approach on treatment motivation in patients presenting with delusions: An experimental investigation with analogue patients. *Schizophrenia Research and Treatment, Article ID 261587*. https://doi.org/10.1155/2013/261587

McGlashan, T. H. & Johannessen, J. O. (1996). Early detection and intervention in schizophrenia: Rationale. *Schizophrenia Bulletin, 22,* 201–222. http://doi.org/10.1093/schbul/22.2.201

Mehl, S. & Lincoln, T. M. (2014). *Therapietools*. Weinheim: Beltz.

Morgan, C., Lappin, J., Heslin, M., Donoghue, K., Lomas, B., Reininghaus, U. et al. (2014). Reappraising the long-term course and outcome of psychotic disorders: the AESOP-10 study. *Psychological Medicine, 44* (13), 2713–2726.

Moritz, S., Veckenstedt, R., Randjbar, S. & Vitzthum, F. (2012). *Individualisierte Metakognitive Therapie für Menschen mit Psychose (MKT+).* Heidelberg: Springer.

Morrison, A.P., Pyle, M., Chapman, N., French, P., Parker, S.K. & Wells, A. (2014). Metacognitive therapy in people with a schizophrenia spectrum diagnosis and medication resistant symptoms: a feasibility study. *Journal of Behavior Therapy and Experimental Psychiatry, 45* (2), 280–284.

Morrison, A.P., Turkington, D., Pyle, M., Spencer, H., Brabban, A., Dunn, G. et al. (2014). Cognitive therapy for people with schizophrenia spectrum disorders not taking antipsychotic drugs: a single-blind randomised controlled trial. *Lancet, 383,* 1395–1403. http://doi.org/10.1016/S0140-6736(13)62246-1

Murray, R.M., Quattrone, D., Natesan, S., van Os, J., Nordentoft, M., Howes, O. et al. (2016). Should psychiatrists be more cautious about the long-term prophylactic use of antipsychotics? *British Journal of Psychiatry, 209* (5), 361–365. https://doi.org/10.1192/bjp.bp.116.182683

Myin-Germeys, I. & van Os, J. (2007). Stress-reactivity in psychosis: Evidence for an affective pathway to psychosis. *Clinical Psychology Review, 27* (4), 409–424. http://doi.org/10.1016/j.cpr.2006.09.005

National Collaborating Centre for Mental Health (NCCMH). (2014). *Psychosis and Schizophrenia in adults. The NICE guideline on treatment and management.* Leicester: The British Psychological Society and the Royal College of Psychiatrists.

Nübling, R., Jeschke, K., Ochs, M. & Schmidt, J. (2014). *Zur ambulanten psychotherapeutischenVersorgung in Deutschland. Eine Befragung von Psychotherapeutinnen und Psychotherapeuten in fünf Bundesländern als ein Beitrag zur psychotherapeutischen Versorgungsforschung. Ergebnisbericht.* Stuttgart: Landespsychotherapeutenklammer Baden-Württemberg. Zugriff am 20.02.2017. Verfügbar unter http://www.lpk-bw.de/archiv/news2014/pdf/20140513_nuebling_etal_ambulante_pt_versorgung_ergebnisbericht.pdf

Pfammatter, M., Junghan, U.M. & Brenner, H.D. (2006). Efficacy of psychological therapy in schizophrenia: conclusions from meta-analyses. *Schizophrenia Bulletin, 32* (Suppl. 1), 64–80. https://doi.org/10.1093/schbul/sbl030

Pharoah, F., Mari, J., Rathbone, J. & Wong, W. (2010). Family intervention for schizophrenia. *Cochrane Database of Systematic Reviews, Issue 12.* https://doi.org/10.1002/14651858.CD000088.pub3

Pinquart, M., Oslejsek, B. & Teubert, D. (2016). Efficacy of systemic therapy on adults with mental disorders: A meta-analysis. *Psychotherapy Research, 26* (2), 241–257.

Retzer, A. (2004). *Systemische Familientherapie der Psychosen.* Göttingen: Hogrefe.

Roder, V., Brenner, H. & Kienzle, N. (2008). *Integriertes Psychologisches Therapieprogramm bei schizophren Erkrankten. IPT* (6. Aufl.). Weinheim: Beltz PVU.

Schlier, B. & Lincoln, T.M. (2016). Blinde Flecken? Individuelle und strukturelle Stigmatisierung von Menschen mit Schizophrenie in der stationären und ambulanten Behandlung. *Verhaltenstherapie, 26* (4), 279–290.

Schmitz-Niehues, B. & Erim, Y. (2000). *Problemlösetraining für schizophrene Patienten. Ein bewältigungsorientiertes Therapie-Manual zur Rezidivprophylaxe.* Tübingen: DGVT.

Scott, J., Chant, D., Andrews, G., Martin, G. & McGrath, J. (2007). Association between trauma exposure and delusional experiences in a large community-based sample. *British Journal of Psychiatry, 190* (4), 339–343. http://doi.org/10.1192/bjp.bp.106.026708

Stefanis, N.C., Hanssen, M., Smirnis, N.K., Avramopoulos, D.A., Evdokimidis, I. & Stefanis, C.N. (2002). Evidence that three dimensions of psychosis have a distribution in the general population. *Psychological Medicine, 32* (2), 347–358. http://doi.org/10.1017/S0033291701005141

Strauss, G. P. & Gold, J. M. (2012). A new perspective on anhedonia in schizophrenia. *American Journal of Psychiatry* (2017, February 20). Retrieved from http://doi.org/10.1176/appi.ajp.2011.11030447

Sullivan, G., Mittal, D., Reaves, C. M., Haynes, T. F., Han, X., Mukherjee, S. et al. (2015). Influence of schizophrenia diagnosis on providers' practice decisions. *Journal of Clinical Psychiatry*, 1068 1074. http://doi.org/10.4088/JCP.14m09465

Sullivan, P. F., Kendler, K. S. & Neale, M. C. (2003). Schizophrenia as a complex trait – Evidence from a meta-analysis of twin studies. *Archives of General Psychiatry, 60* (12), 1187–1192. http://doi.org/10.1001/archpsyc.60.12.1187

Turner, D. T., van der Gaag, M., Karyotaki, E. & Cuijpers, P. (2014). Psychological interventions for psychosis: A meta-analysis of comparative outcome studies. *American Journal of Psychiatry, 171,* 523–538. http://doi.org/10.1176/appi.ajp.2013.13081159

van den Berg, D. P. G., de Bont, P. A. J. M., van der Vleugel, B. M., de Roos, C., de Jongh, A., Van Minnen, A. & van der Gaag, M. (2015). Prolonged exposure vs eye movement desensitization and reprocessing vs waiting list for posttraumatic stress disorder in patients with a psychotic disorder: a randomized clinical trial. *JAMA Psychiatry, 72* (3), 259–267. https://doi.org/10.1001/jamapsychiatry.2014.2637

van der Gaag, M., van Oosterhout, B., Daalman, K., Sommer, I. E. & Korrelboom, K. (2012). Initial evaluation of the effects of competitive memory training (COMET) on depression in schizophrenia-spectrum patients with persistent auditory verbal hallucinations: A randomized controlled trial. *British Journal of Clinical Psychology, 51* (2), 158–171. https://doi.org/10.1111/j.2044-8260.2011.02025.x

Varese, F., Smeets, F., Drukker, M., Lieverse, R., Lataster, T., Viechtbauer, W. et al. (2012). Childhood adversities increase the risk of psychosis: A meta-analysis of patient-control, prospective- and cross-sectional cohort studies. *Schizophrenia Bulletin, 38* (4), 661–671. https://doi.org/10.1093/schbul/sbs050

Vauth, R. & Stieglitz, R.-D. (2007). *Chronisches Stimmenhören und perstierender Wahn.* Göttingen: Hogrefe.

Veling, W., Susser, E., van Os, J., Mackenbach, J. P., Selten, J.-P. & Hoek, H. W. (2008). Ethnic density of neighborhoods and incidence of psychotic disorders among immigrants. *American Journal of Psychiatry, 165* (1), 66–73. http://doi.org/10.1176/appi.ajp.2007.07030423

Waite, F., Myers, E., Harvey, A. G., Espie, C. A., Startup, H., Sheaves, B. & Freeman, D. (2016). Treating sleep problems in patients with schizophrenia. *Behavioural and Cognitive Psychotherapy, 44* (3), 273–287. http://doi.org/10.1017/S1352465815000430

Westermann, S., Cavelti, M., Heibach, E. & Caspar, F. (2015). Motive-oriented therapeutic relationship building for patients diagnosed with schizophrenia. *Frontiers in Psychology*, 6. http://doi.org/10.3389/fpsyg.2015.01294

Whitaker, R. (2010). *Anatomy of an epidemic. Magic bullets, psychiatric drugs and the astonishing rise of mental illness in America.* New York: Broadway Books.

Witt, K., van Dorn, R. & Fazel, S. (2013). Risk factors for violence in psychosis: Systematic review and meta-regression analysis of 110 studies. *PLOS ONE, 8* (2), e55942. http://doi.org/10.1371/annotation/f4abfc20-5a38-4dec-aa46-7d28018bbe38

Wolke, D., Lereya, S. T., Fisher, H. L., Lewis, G. & Zammit, S. (2014). Bullying in elementary school and psychotic experiences at 18 years: a longitudinal, population-based cohort study. *Psychological Medicine, 44* (10), 2199–2211. http://doi.org/10.1017/S0033291713002912

Wray, N. R. & Gottesman, I. I. (2012). Using summary data from the Danish national registers to estimate heritabilities for schizophrenia, bipolar disorder, and major depressive disorder. *Frontiers in Genetics, 3,* 118. http://doi.org/10.3389/fgene.2012.00118

Wunderink, L., Nieboer, R. M., Wiersma, D., Sytema, S. & Nienhuis, F. J. (2013). Recovery in remitted first-episode psychosis at 7 years of follow-up of an early dose reduction/discontinuation or maintenance treatment strategy: Long-term follow-up of a 2-year randomized clinical trial. *JAMA Psychiatry, 70* (9), 913. https://doi.org/10.1001/jamapsychiatry.2013.19

11 Anhang

Deutsche Übersetzung der CHoice of Outcome In Cbt for psychosEs (CHOICE)[6]

Dieser Fragebogen wurde gemeinsam mit Menschen entwickelt, die Kognitive Verhaltenstherapie (KVT) zum Umgang mit ihren ungewöhnlichen, belastenden Erfahrungen in Anspruch genommen haben. Er beinhaltet diejenigen Bereiche, mit denen häufig innerhalb einer KVT gearbeitet wird. Die Bearbeitung dauert ca. 8 bis 10 Minuten.

Der Fragebogen besteht aus insgesamt 28 Aussagen. Sie können ihn entweder allein oder zusammen mit Ihrem Therapeuten ausfüllen.

Bitte lesen Sie zuerst jede Aussage aufmerksam durch. Bitte kreuzen Sie anschließend die Zahl an, die am besten beschreibt, wie Sie sich selbst **innerhalb der letzten Woche** einschätzen.

Beispiel:
„Ich kann gut mit Problemen umgehen"

Trifft überhaupt **nicht** auf mich zu	1	2	3	4	5	6	7	Trifft absolut auf mich zu
Vollkommen **un**-zufrieden damit	1	2	3	4	5	6	7	Vollkommen zufrieden damit

1. „Ich kann Problemen mit einer Vielzahl von Herangehensweisen begegnen."

Trifft überhaupt **nicht** auf mich zu	1	2	3	4	5	6	7	Trifft absolut auf mich zu
Vollkommen **un**-zufrieden damit	1	2	3	4	5	6	7	Vollkommen zufrieden damit

2. „Ich bin selbstbewusst."

Trifft überhaupt **nicht** auf mich zu	1	2	3	4	5	6	7	Trifft absolut auf mich zu
Vollkommen **un**-zufrieden damit	1	2	3	4	5	6	7	Vollkommen zufrieden damit

3. „Ich kann in positiver Art und Weise auf andere Menschen zugehen."

Trifft überhaupt **nicht** auf mich zu	1	2	3	4	5	6	7	Trifft absolut auf mich zu
Vollkommen **un**-zufrieden damit	1	2	3	4	5	6	7	Vollkommen zufrieden damit

6 © Greenwood et al. (2010). Deutsche Version: Lincoln, Westermann und Greenwood (2013). Der Abdruck erfolgt mit freundlicher Genehmigung der Autoren.

4. „Die Auswirkungen von unangenehmen Erfahrungen (z. B. Überzeugungen, Gedanken, Stimmen, Gefühle) auf mein Leben sind klein."

Trifft überhaupt **nicht** auf mich zu	1	2	3	4	5	6	7	Trifft absolut auf mich zu
Vollkommen **un-**zufrieden damit	1	2	3	4	5	6	7	Vollkommen zufrieden damit

5. „Ich fühle mich von negativen Gefühlen NICHT überwältigt (z. B. Furcht, Depression, Ärger)."

Trifft überhaupt **nicht** auf mich zu	1	2	3	4	5	6	7	Trifft absolut auf mich zu
Vollkommen **un-**zufrieden damit	1	2	3	4	5	6	7	Vollkommen zufrieden damit

6. „Ich weiß, dass ich nicht der einzige Mensch bin, der ungewöhnliche Erfahrungen hat."

Trifft überhaupt **nicht** auf mich zu	1	2	3	4	5	6	7	Trifft absolut auf mich zu
Vollkommen **un-**zufrieden damit	1	2	3	4	5	6	7	Vollkommen zufrieden damit

7. „Ich kann infrage stellen, wie ich Situationen bewerte."

Trifft überhaupt **nicht** auf mich zu	1	2	3	4	5	6	7	Trifft absolut auf mich zu
Vollkommen **un-**zufrieden damit	1	2	3	4	5	6	7	Vollkommen zufrieden damit

8. „Ich kann mich entspannen."

Trifft überhaupt **nicht** auf mich zu	1	2	3	4	5	6	7	Trifft absolut auf mich zu
Vollkommen **un-**zufrieden damit	1	2	3	4	5	6	7	Vollkommen zufrieden damit

9a. „Ich kann alltägliche Belastungen bewältigen."

Trifft überhaupt **nicht** auf mich zu	1	2	3	4	5	6	7	Trifft absolut auf mich zu
Vollkommen **un-**zufrieden damit	1	2	3	4	5	6	7	Vollkommen zufrieden damit

9b. „Ich kann belastende Erfahrungen (z. B. Überzeugungen, Gedanken, Stimmen) bewältigen."

Trifft überhaupt **nicht** auf mich zu	1	2	3	4	5	6	7	Trifft absolut auf mich zu
Vollkommen **un-**zufrieden damit	1	2	3	4	5	6	7	Vollkommen zufrieden damit

9c. „Ich kann unangenehme Stimmungen und Gefühle bewältigen (z. B. Depression, Sorge, Ärger)."

Trifft überhaupt **nicht** auf mich zu	1	2	3	4	5	6	7	Trifft absolut auf mich zu
Vollkommen **un-**zufrieden damit	1	2	3	4	5	6	7	Vollkommen zufrieden damit

9d. „Ich kann Krisen bewältigen."

Trifft überhaupt **nicht** auf mich zu	1	2	3	4	5	6	7	Trifft absolut auf mich zu
Vollkommen **un-**zufrieden damit	1	2	3	4	5	6	7	Vollkommen zufrieden damit

9e. „Ich kann Gruppensituationen bewältigen."

Trifft überhaupt **nicht** auf mich zu	1	2	3	4	5	6	7	Trifft absolut auf mich zu
Vollkommen **un-**zufrieden damit	1	2	3	4	5	6	7	Vollkommen zufrieden damit

10. „Ich habe das Gefühl, dass es jemanden gibt, der mich versteht und mir zuhört."

Trifft überhaupt **nicht** auf mich zu	1	2	3	4	5	6	7	Trifft absolut auf mich zu
Vollkommen **un-**zufrieden damit	1	2	3	4	5	6	7	Vollkommen zufrieden damit

11. „Ich kann Dinge aus einer neuen Perspektive sehen."

Trifft überhaupt **nicht** auf mich zu	1	2	3	4	5	6	7	Trifft absolut auf mich zu
Vollkommen **un-**zufrieden damit	1	2	3	4	5	6	7	Vollkommen zufrieden damit

12. „Ich fühle mich sicher und geschützt."

Trifft überhaupt **nicht** auf mich zu	1	2	3	4	5	6	7	Trifft absolut auf mich zu
Vollkommen **un-**zufrieden damit	1	2	3	4	5	6	7	Vollkommen zufrieden damit

13. „Ich stelle mich meinen beunruhigenden Gedanken und Gefühlen."

Trifft überhaupt **nicht** auf mich zu	1	2	3	4	5	6	7	Trifft absolut auf mich zu
Vollkommen **un-**zufrieden damit	1	2	3	4	5	6	7	Vollkommen zufrieden damit

14. „Ich bin innerlich ruhig."

Trifft überhaupt **nicht** auf mich zu	1	2	3	4	5	6	7	Trifft absolut auf mich zu
Vollkommen **un-**zufrieden damit	1	2	3	4	5	6	7	Vollkommen zufrieden damit

15. „Ich bin fröhlich."

Trifft überhaupt **nicht** auf mich zu	1	2	3	4	5	6	7	Trifft absolut auf mich zu
Vollkommen **un-**zufrieden damit	1	2	3	4	5	6	7	Vollkommen zufrieden damit

16. „Ich verstehe mich selbst und meine Vergangenheit."

Trifft überhaupt **nicht** auf mich zu	1	2	3	4	5	6	7	Trifft absolut auf mich zu
Vollkommen **un-**zufrieden damit	1	2	3	4	5	6	7	Vollkommen zufrieden damit

17. „Ich verstehe mein Erleben (z. B. Überzeugungen, Gedanken, Stimmen und damit einhergehende Gefühle)."

Trifft überhaupt **nicht** auf mich zu	1	2	3	4	5	6	7	Trifft absolut auf mich zu
Vollkommen **un-**zufrieden damit	1	2	3	4	5	6	7	Vollkommen zufrieden damit

18. „Ich habe eine positive Art zu denken."

Trifft überhaupt **nicht** auf mich zu	1	2	3	4	5	6	7	Trifft absolut auf mich zu
Vollkommen **un-**zufrieden damit	1	2	3	4	5	6	7	Vollkommen zufrieden damit

19. „Ich habe eine positive Bestimmung und Richtung im Leben."

Trifft überhaupt **nicht** auf mich zu	1	2	3	4	5	6	7	Trifft absolut auf mich zu
Vollkommen **un-**zufrieden damit	1	2	3	4	5	6	7	Vollkommen zufrieden damit

20. „Ich habe mein Leben unter Kontrolle."

Trifft überhaupt **nicht** auf mich zu	1	2	3	4	5	6	7	Trifft absolut auf mich zu
Vollkommen **un-**zufrieden damit	1	2	3	4	5	6	7	Vollkommen zufrieden damit

Hier haben Sie Platz zum Aufschreiben von ein oder zwei anderen wichtigen Zielen, die Sie durch die Therapie gern erreichen würden:

Thema 1: Ich ____________________

Trifft überhaupt **nicht** auf mich zu	1	2	3	4	5	6	7	Trifft absolut auf mich zu
Vollkommen **un-**zufrieden damit	1	2	3	4	5	6	7	Vollkommen zufrieden damit

Thema 2: Ich ____________________

Trifft überhaupt **nicht** auf mich zu	1	2	3	4	5	6	7	Trifft absolut auf mich zu
Vollkommen **un-**zufrieden damit	1	2	3	4	5	6	7	Vollkommen zufrieden damit

CHOICE – Anleitung für Forscher und Therapeuten

Diese Anleitung gibt Ihnen eine Einführung in das CHOICE-Outcome-Maß: CHoice of Outcome In Cbt for psychosEs. Die Broschüre wurde zur parallelen Benutzung neben dem CHOICE-Outcome-Maß durch Forscher/Therapeuten entwickelt. Sie enthält eine Standardbeschreibung jedes Outcomes und kann für jedes Item, dessen Bedeutung unklar ist, herangezogen werden. Die vorliegenden Beschreibungen wurden anhand der Beurteilung von Nutzern darüber, was ein wichtiges Outcome darstellt, erstellt, und in individuellen Interviews erprobt:

1. **Die Fähigkeit, Probleme mit einer Vielzahl von Herangehensweisen anzugehen:** Hier geht es darum, über verschiedene Möglichkeiten zu verfügen, mit einem Problem umzugehen. Dies könnte auch beinhalten, herauszufinden, was hilfreich ist, um mit verschiedenen Problemen umzugehen und welche Ansätze weniger gut funktionieren.
2. **Selbstbewusstsein:** Dabei geht es darum, wie selbstsicher Sie sind und wie sehr Sie Ihren Fähigkeiten vertrauen.
3. **Positive Herangehensweisen im Umgang mit Menschen:** Dabei geht es darum, andere Menschen positiv zu sehen und mit einem guten Gefühl mit ihnen in Kontakt treten zu können.
4. **Auswirkungen unangenehmer Erfahrungen (z. B. Überzeugungen, Gedanken, Stimmen, Gefühle) auf mein Leben:** Hierbei geht es darum, welche Auswirkungen unangenehme Gedanken und Erfahrungen auf Ihr Leben, Ihr Verhalten und Ihre Gefühle haben.
5. **Sich von negativen Gefühlen überwältigt fühlen (z. B. Furcht, Depression, Ärger):** Hier geht es darum, wie sehr Sie sich von starken negativen Gefühlen wie Ärger, Angst oder Depression überwältigt fühlen.
6. **Das Wissen, dass ich nicht die einzige Person bin, die ungewöhnliche Erfahrungen hat:** Dabei geht es darum, wie sehr Sie sich andersartig oder stigmatisiert fühlen und wie sehr Sie sich dessen bewusst sind, dass einige andere Personen ähnliche Erfahrungen machen könnten wie Sie selbst.
7. **Die Fähigkeit, zu hinterfragen, wie ich Dinge betrachte:** Hier geht es darum, wie sehr es Ihnen gelingt, verschiedene mögliche Betrachtungsweisen einer Situation zu berücksichtigen, um zu einer ausgewogenen Sicht zu gelangen.
8. **Die Fähigkeit, zu entspannen:** Hierbei geht es darum, wieviel von Ihrer Zeit Sie sich entspannen können.
9. **Bewältigung**
   (a) Herangehensweisen zum Umgang mit alltäglichen Belastungen: Dabei geht es darum, wie sehr Sie den Eindruck haben, dass Sie über Strategien verfügen, um Alltagsstress zu bewältigen.
   (b) Herangehensweisen zum Umgang mit belastenden Erfahrungen (z. B. Überzeugungen, Gedanken, Stimmen): Hier geht es darum, wie sehr Sie den Eindruck haben, dass Sie über Strategien verfügen, um mit Stimmen, Gedanken oder anderen belastenden Erlebnissen umzugehen.
   (c) Herangehensweisen zum Umgang mit unangenehmen Stimmungen und Gefühlen (z. B. Depression, Sorge, Ärger): Hier geht es darum, wie sehr Sie den Eindruck haben, über Strategien zu verfügen, um mit Depression, Sorgen, Ärger oder anderen unangenehmen Gefühlen umzugehen.
   (d) Herangehensweisen zum Umgang mit Krisen: Hierbei geht es darum, wie sehr Sie den Eindruck haben, dass Sie über Strategien verfügen, die darauf abzielen, was Sie und andere tun können, um eine Krise zu bewältigen.
   (e) Herangehensweisen zum Umgang mit Gruppensituationen: Hier geht es darum, wie sehr Sie den Eindruck haben, dass Sie über Strategien verfügen, die Ihnen helfen mit dem zusätzlichen Stress, sich in einer Gruppe von Menschen zu befinden, umzugehen.
10. **Gefühl, dass es jemanden gibt, der mich versteht und mir zuhört:** Hierbei geht es darum dass Ihnen zugehört wird und Ihnen Bestätigung und Anerkennung zuteil werden.

11. **Fähigkeit, Dinge aus einer neuen Perspektive zu sehen:** Hier geht es um die Fähigkeit, Ihre Gedanken und Erfahrungen aus anderen Perspektiven sehen zu können.

12. **Sich sicher und geschützt fühlen:** Dabei geht es darum, wie sicher Sie sich in Ihrer Umgebung fühlen.

13. **Sich den eigenen beunruhigenden Gedanken und Gefühlen stellen:** Dabei geht es darum, dazu fähig zu sein, unangenehme Gedanken und Gefühle zu akzeptieren und ihnen entgegenzutreten anstatt sie zu vermeiden.

14. **Innere Ruhe:** Hier geht es darum, inneren Frieden zu empfinden und weniger belastet oder besorgt zu sein.

15. **Sich fröhlich fühlen:** Dabei geht es darum, wie glücklich Sie sich in der letzten Zeit gefühlt haben.

16. **Mich selbst und meine Vergangenheit verstehen:** Hierbei geht es darum, Ihre eigene Vergangenheit zu verstehen, sich selbst zu verstehen und zu verstehen, wieso Sie so denken, fühlen und handeln wie Sie es tun.

17. **Mein Erleben verstehen (z. B. Überzeugungen, Gedanken, Stimmen, und zugehörige Gefühle):** Dabei geht es darum, eigene Überzeugungen, Stimmen oder andere belastende Erfahrungen zu begreifen und zu verstehen, wie sie entstehen und wieso sie andauern.

18. **Positive Art zu denken:** Dabei geht es darum, positive alternative Denkweisen in Bezug auf Situationen zu haben und fähig zu sein, negative Gedanken durch positive Alternativen zu ersetzen.

19. **Eine positive Bestimmung und Richtung im Leben:** Dabei geht es darum, eine neue positive Richtung im Leben zu haben und fähig zu sein, mit den positiven Dingen, die Sie verwirklichen möchten, voranzukommen.

20. **Gefühl, mein Leben unter Kontrolle zu haben:** Hierbei geht es darum, das Gefühl zu haben, das eigene Leben unter Kontrolle zu haben.

21. **Hier haben Sie Platz zum Aufschreiben von ein oder zwei anderen wichtigen Zielen, die Sie durch die Therapie gern erreichen würden:** Dies wurde inkludiert, weil jeder seine eigenen Erfahrungen hat. Hier können Sie jedes weitere individuelle Anliegen notieren, das Sie im Laufe der Therapie erreichen möchten.

Zu erfassende Vulnerabilitätsfaktoren und Stressoren für eine psychotische Störung

Schützende Umweltfaktoren	**Belastende Umweltfaktoren**
– sinnvolle Arbeit – befriedigende Tagesstrukturierung – familiäre Problemlösefertigkeiten – Freundschaften, soziale Unterstützung, Ansprechpartner – Rückzugsmöglichkeiten	– soziale Konflikte, kritisches und überinvolviertes Familienklima – Traumatisierung, Diskriminierung – Überforderung (z. B. auf der Arbeit, finanzielle oder juristische Schwierigkeiten) – Unterforderung (z. B. fehlende Kontakte, ungewollte Arbeitslosigkeit)
Individuelle, personenbezogene Schutzfaktoren	**Individuelle, personenbezogene Vulnerabilitätsfaktoren**
– funktionale Konzepte über sich und andere – Emotionsregulation – soziale Kompetenzen – Problemlösefertigkeiten – Einnahme von Medikation – gute Coping-Strategien (rechtzeitiges Erkennen von Warnsignalen für Rezidive und adäquate Reaktion, Stressmanagement)	– dysfunktionale selbst- und fremdbezogene Kognitionen und Verarbeitungsstile (z. B. negatives Selbstbild, voreiliges Schlussfolgern, einseitige Informationsaufnahme, externalisierender Attributionsstil) – dysfunktionale Bewältigungsstile (z. B. Substanzmissbrauch, Gewalt, übermäßiger Rückzug) – kognitive Defizite (z. B. Gedächtnis, Aufmerksamkeit, exekutive Funktionen) – komorbide Störungen, Schlafstörungen bzw. dysregulierter Schlaf-wach Rhythmus, körperliche Erkrankungen

Hilfreiche Fragen zur Exploration von Halluzinationen und den auslösenden und aufrechterhaltenden Faktoren

Einstieg:
Nehmen Sie manchmal Dinge wahr, die andere Menschen nicht wahrnehmen? Wenn ja, können Sie das näher schildern? Was genau nehmen Sie wahr? Wie häufig? Wie lange dauert das dann? Haben Sie jemals eine oder mehrere Stimmen gehört, die andere Menschen nicht hören konnten? Was ist das für eine Stimme (Stimmen, Bilder etc.)? Was sagt sie? Woher kommt sie? Kennen Sie die Stimme? Gibt sie auch Befehle? Kommentiert sie Ihr Verhalten? Bewertet sie Sie? Droht sie Ihnen? Wie laut ist sie? Ist sie Ihnen vertraut? Wenn ja, woher? (Bei unterschiedlichen Stimmen: Sagen die Stimmen unterschiedliche Dinge? Weitere Halluzinationen: Sehen, riechen, spüren Sie Dinge, die andere nicht sehen/riechen/spüren? etc.)

Frühe Auslöser:
Wann haben Sie die Stimme (o. a.) zum ersten Mal gehört? Gab es vorher schon andere Wahrnehmungen? Können Sie die damaligen Umstände genauer beschreiben? Wie sah Ihr Leben damals aus? Gab es besondere Belastungen?

Situative Auslöser:
In welchen Situationen hören Sie die Stimme (o. a.) typischerweise? Wann haben Sie die Stimme das letzte Mal gehört? Was haben Sie gerade gemacht, gedacht, gefühlt? In welchen Situationen tritt sie seltener oder gar nicht auf?

Reaktionen (Gedanken, Gefühle, Verhalten):
Was **denken** Sie in den Momenten, in denen Sie die Stimme hören? Glauben Sie der Stimme?
Wie **fühlen** Sie sich, wenn Sie die Stimme hören?
Was **machen** Sie, wenn die Stimme etwas gesagt hat? Lauschen Sie der Stimme? Hören Sie weg?
Tun Sie, was die Stimme sagt? Warum?
Tun Sie etwas gegen die Stimme? Setzen Sie sich ihr entgegen? Setzen Sie ihr Grenzen? Lenken Sie sich ab?

Konsequenzen:
Was passiert, wenn Sie so reagieren? Was passiert, wenn Sie auf die Stimme hören? Was passiert, wenn Sie nicht auf die Stimme hören? Und was ist dann? Wie geht es dann weiter? Hilft Ihnen das?

Hilfreiche Fragen zur Exploration von Wahnsymptomen und den auslösenden und aufrechterhaltenden Faktoren

Einstieg:
Was sind Themen, die Sie im Alltag sehr beschäftigen bzw. unter denen Sie leiden? Haben Sie bestimmte Überzeugungen oder Befürchtungen, die andere nicht teilen? Können Sie das näher beschreiben? Haben Sie sich jemals bedroht, verfolgt oder beobachtet gefühlt? Von wem? Was sind die Hintergründe? Haben Sie einen konkreten Verdacht?

Frühe Auslöser:
Wann haben Sie das zum ersten Mal gedacht?
Wissen Sie noch, wie Sie damals darauf gekommen sind?
Welche Anhaltspunkte gab es damals für Ihre Überzeugung?
Wie sah Ihr Leben damals aus? Gab es besondere Belastungen?

Situative Auslöser:
Wann beschäftigt Sie das Thema im Alltag typischerweise?
Gibt es dafür irgendwelche Auslöser? Passiert irgendetwas, was Sie dazu veranlasst, sich damit zu beschäftigen?
Wann haben Sie das letzte Mal gedacht, dass jemand Sie verfolgt?
Was haben Sie gerade gemacht, gedacht, gefühlt?
Gibt es Situationen, in denen Sie sich sicher fühlen?

Reaktionen (Gedanken, Gefühle, Verhalten):
Was **denken** Sie in den Momenten, in denen das passiert, Sie sich damit beschäftigen? Gibt es aktuell Hinweise, die Ihre Annahme bestätigen?
Was **fühlen** Sie, wenn das passiert/Sie sich damit beschäftigen?
Wie reagieren Sie/was **tun** Sie, wenn Sie so etwas denken bzw. wenn das passiert? Sind Sie vorsichtiger? Verstecken Sie sich? Gehen Sie irgendwie dagegen vor?

Konsequenzen:
Wie geht es Ihnen, wenn Sie so reagieren? Was passiert, wenn Sie so reagieren? Was passiert, wenn Sie sich verstecken, wie geht es Ihnen dann? Wie geht es dann weiter? Hilft Ihnen das? Wie reagieren andere?

Hilfreiche Fragen zur Exploration von Negativsymptomatik und den auslösenden und aufrechterhaltenden Faktoren

Einstieg:
Haben Sie manchmal Probleme damit, sich zu Dingen aufzuraffen oder sich zu motivieren, etwas zu tun? Was gibt es da genau für Probleme? Können Sie die Situationen näher beschreiben?
Können Sie sich auf Dinge freuen? Wenn nein, können Sie dafür Beispiele nennen?

Frühe Auslöser:
Können Sie sich daran erinnern, wann Sie das erste Mal damit ein Problem hatten (z. B. das erste Mal die Lust daran verloren hatten)? (Hier nach Möglichkeit die Formulierungen des Patienten aufgreifen.)
Wie sah Ihr Leben damals aus? Gab es besondere Belastungen? Enttäuschungen?

Situative Auslöser:
In welchen Situationen haben Sie die Probleme typischerweise?
Wann hatten Sie das letzte Mal damit Probleme?
Wann fällt es Ihnen besonders schwer? Wann fällt es vielleicht auch leichter?

Reaktionen (Gedanken, Gefühle, Verhalten):
Was **denken** Sie in den Momenten? Was geht Ihnen genau durch den Kopf, wenn Sie z. B. im Bett liegen und nicht aufstehen mögen? (Ein Beispiel des Patienten wird im Folgenden fortgeführt.)
Was denken Sie über das eigentlich angestrebte Verhalten (z.B. aufstehen und zur Arbeit gehen) und die damit verbundenen Konsequenzen?
Wie **fühlen** Sie sich? Können Sie das näher beschreiben?
Wie reagieren Sie? Gibt es Dinge, die Sie dann **tun**/nicht tun?

Konsequenzen:
Wie geht es Ihnen, wenn Sie so reagieren? Hilft Ihnen das? Was passiert, wenn Sie so reagieren? Wie geht es dann weiter? Wie geht es Ihnen später? Wie reagieren andere?